MONOGRAPHIE

DU PEMPHIGUS

EN GÉNÉRAL, EN PARTICULIER

ET DE SON TRAITEMENT

PAR

HASSAN-EFFENDI MAHMOUD

DOCTEUR DE LA FACULTÉ DE MÉDECINE DE PARIS,

MÉLECIN DE L'ÉCOLE DU CAIRE,

ANCIEN EXTERNE DES HÔPITAUX DE PARIS,

MEMBRE DE LA SOCIÉTÉ ASIATIQUE DE PARIS, ETC.

PARIS

P. ASSELIN, SUCCESSEUR DE BÉCHET JEUNE ET LABÉ

LIBRAIRE DE LA FACULTÉ DE MÉDECINE,

Place de l'École-de-Médecine.

1869

DU PEMPHIGUS

§ I. Etymologie. Définition.

Pemphigus vient de πεμφιξ, qui veut dire *bulle*.

Le pemphigus est une phlegmasie de la peau, caractérisée par la présence sur la surface du tégument externe ordinairement, très-rarement du tégument interne, de bulles plus ou moins grosses et plus ou moins nombreuses, distendues par un liquide séreux, présentant de nombreuses variétés de coloration. Ces bulles, après quelques jours d'existence, se rompent. La matière séreuse qu'elles contenaient se concrète, forme des croûtes minces qui ne tardent pas à disparaître à leur tour, laissant à leur place des macules pâles sans trace de cicatrice, ou quelquefois de légères excoriations.

Synonymie. — C'est la maladie que nous appelons en arabe, *al-foukah ;* que les Allemands ont appelée : *Pemphigus, Blasenausschlag*; les Anglais, *pemphigus ;* les Italiens et les Espagnols : *pemfigo.*

Les auteurs ont donné des noms différents au pemphigus, selon qu'ils ont voulu rappeler son aspect ou sa nature. De là les dénominations suivantes : *hydroa, exanthemata bullosum, morbus vesicularis, morbus phlyctenoïdes, febris bullosa, pemphix, erysipelas vesiculosum.*

§ II. Historique.

Connu ou tout au moins signalé dès la plus haute antiquité (fièvre pemphygoïde d'Hippocrate), le pemphigus a été aussi décrit plus ou moins complétement par Celse et Galien. — Mais si Galien donnait le nom de *pemphigode* à une fièvre accompagnée de pustules, il est vrai qu'il le donnait aussi à une sorte d'exhalation humide (*halitus*), aussi bien qu'à une fièvre pestilentielle.

Rhazès (vers 860) décrit, sous le nom d'*ignis sacer*, une sorte d'exanthème caractérisé par des ampoules semblables à celles que détermine la brûlure ; et il ajoute que cet exanthème est accompagné d'une fièvre aiguë.

Aétius (1) définit la maladie que nous étudions : une éruption pustuleuse sans fièvre.

Ch. Lepois et Willan sont les premiers qui en ont donné une bonne description.

Gilibert et Sauvage pensent que cette maladie est épidémique (épidémie aux Indes Orientales en 1628). Ils donnent la description d'une maladie caractérisée par des pustules et des vésicules remplies d'un pus verdâtre qui corrodait la peau.

Gilibert admet que cette maladie est consécutive à la fièvre ataxique, et qu'elle peut être symptomatique ou critique. Mais Savary, Combruch et Frentzel disent que le pemphigus est primitif, tandis que la fièvre ataxique n'est que secondaire (2),

(1) Bibliothèque médicale, tom. LI, p. 175.
(2) Pemphigus, par Gilibert. p. 164.

Burghart a observé le pemphigus au dix-septième jour d'une fièvre maligne. D'autres auteurs l'ont vu survenir dans le cours d'une fièvre nerveuse.

Nous pensons que ces prétendus pemphigus des fièvres ataxique, nerveuse, et maligne, ne sont autre chose que des exanthèmes compliqués de phlyctènes éphémères : car les auteurs modernes qui ont le mieux étudié le pemphigus n'ont pas observé, et partant nulle part décrit ces curiosités pathologiques.

Linné parle d'un pemphigus symptomatique et lui donne le nom de *mortra*.

Van Swieten en rapporte une observation.

Rougnon (de Montpellier) l'a vu régner épidémiquement en 1783, au milieu d'une constitution médicale caractérisée par l'état bilieux.

Frank, Robert et Thomas ont beaucoup contribué à la description de cette maladie.

Alibert lui donne le nom de *pemphix*.

Nous ne nous arrêterons pas davantage sur l'histoire du pemphigus, nous indiquerons seulement, à titre de renseignements bibliographiques, les ouvrages et les mémoires qui, à notre connaissance, traitent de notre sujet :

Savary : Recherche historique sur le pemphigus.

Gilibert : Traité du pemphigus.

Cazenave : Traité et Annales des maladies de la peau.

Devergie : Traité des maladiss de la peau.

Alibert : Dermatose.

Hébra : Maladies de la peau.

Bazin : Affections génériques de la peau.

Hardy : Leçons sur les maladies de la peau.

On lira aussi avec intérêt le mémoire très-instructif

de A. Ollivier et L. Ranvier, sur le pemphigus des nouveau-nés.

§ III. Classement du pemphigus.

Willan et Batman rangent le pemphigus chronique
dans la classe des maladies bulleuses, à côté de l'érysipèle.

Cazenave et Rayer, dans l'ordre du rupia.

Devergie décrit le pemphigus à côté de l'herpès et du
zona.

Gibert place le pemphigus à côté du rupia et de la
syphilis bulleuse.

Pour Alibert, le pemphigus forme le troisième genre
des dermatoses eczémateuses.

Frank place le pemphigus aigu dans les fièvres éruptives, et le pemphigus chronique entre la gale et l'hydroa.

Hebra met le pemphigus aigu dans le groupe phlyctène (*Phlyctaenosen*), et le pemphigus chronique dans
le groupe bulle (*Blasenausschlage*).

Bazin admet que le pemphigus, considéré comme
genre, doit être rapproché de l'hydroa, de l'herpès, du
rupia, etc.

Comme espèce, il appartient à la fois à la classe des
affections de cause interne, et à celles de cause externe.

Notre maître M. le professeur Hardy admet que le
pemphigus appartient au groupe des maladies acciden-
telles; c'est-à-dire qu'il n'est ni héréditaire ni diathésique, et il le place dans la classe des maladies bulleuses;
nous sommes de son avis.

§ IV. — Division du pemphigus.

Gibert reconnaît quatre variétés :

1° Pompholix aigu et bénin, fébrile ou apyrétique;

2° Pompholix chronique ordinaire ;

3° Pompholix chronique à forme confluente, souvent incurable et même mortel ;

4° Pompholix solitarius de Bateman.

Willan et Bateman divisent le pompholix en trois variétés, à savoir :

1° Pompholix benignus (Pompholix aigu des auteurs);

2° Pompholix diutinus (Pompholix chronique) ;

3° Pompholix solitarius, que Willan considère comme propre aux femmes.

La division de Cazenave est plus simple. Il admet deux variétés principales, qui sont :

1° Pompholix aigu ;

2° Pompholix chronique.

Quant au Pompholix infantilis, Cazenave le considère avec M. P. Dubois comme une forme rare et grave de la syphilis.

Rayer établit à peu près la même division que Cazenave.

Devergie, au contraire, considère le Pompholix,

1° D'après l'époque de développement : Pompholix congénital.

2° D'après le nombre des bulles :

Pompholix solitaire.

Pompholix confluent.

3° D'après le mode de développement :

Pompholix simultané.

Pompholix successif.

4° D'après la marche :

Pompholix aigu.

Pompholix chronique.

5° D'après la présence ou l'absence de la fièvre :

Pompholix pyrétique.

Pompholix apyrétique.

6° Enfin, d'après la forme simple ou composée :

Herpès phlycténoïde.

Et avec Cazenave, P. Dubois, il regarde le Pemphigus des nouveau-nés comme appartenant à la syphilis.

Alibert et Larry adoptent deux espèces de forme phlycténoïde : la première est aiguë, la seconde est chronique.

Nous devons citer aussi la division de Frank :

Bulles idiopathiques. — Bulles symptomatiques.

Voici la division de M. Bazin (1) :

Première classe. — Pemphigus de cause externe.

1° Artificiel, professionnel.

Vésication, cantharides, ammoniaque, eau bouillante, etc. ;

P. Brasiliensis (résultat de la morsure du serpent).

P. Simulé.

2° Pathogénique.

Mauvais aliments, fromages. — Eau-de-vie de blé, arsenicaux, etc.

Deuxième classe. — Pemphigus de cause interne.

1° Pseudo-exanthématique ;

2° Symptomatique ou fébrile ;

3° Herpétique : subaigu, chronique (pompholix) ;

4° Arthritique : subaigu, chronique (pompholix) ;

5° Lépreux. — (Léproïde bulleuse.)

6° Syphilitique : neo-natorum

des adultes.

(1) Bazin, affections génériques de la peau, p. 244.

M. Hardy établit deux divisions principales (1) :

Pemphigus aigu ;

—   chronique.

Et chacune de ses divisions présente plusieurs varié-tés, que nous rappelons dans le tableau synoptique suivant :

P. aigu des adultes ;

—   du nouveau-né ;

P. chronique ;

P. bulleux successif ;

P. foliacé ;

P. prurigineux.

Hébra (de Vienne) révoque en doute l'existence du P. aigu (2). Il n'admet que les variétés suivantes : P. chronicus, diphteriticus foliacus, hemorrhagicus et vulgaris. Cette dernière variété (P. vulgaris) se divise en simulnaneus et successivus.

Instruit par les savantes leçons cliniques de notre excellent maître M. le professeur Hardy, guidé aussi dans nos propres recherches par les observateurs modernes, nous croyons devoir diviser le P. en deux grandes classes : P. aigu et P. chronique, et admettre les subdivisions que présente le tableau suivant.

1° P. aigu	P. des nouveaux-nés.
	P. épidémique.
	P. des adultes.
2° P. chronique.	P. bulleux.
	P. foliacé.

Avant d'aborder l'étude de chacune des divisions que

(1) Hardy, Leçons sur les maladies de la peau. Art. Pemphigus.
(2) Hebra acute exantheme and Hautkrankeiten.

nous avons adoptées, nous voulons présenter d'abord quelques considérations sur le P. en général, et nous étudierons ensuite le pemphigus en particulier.

PREMIÈRE PARTIE.

Du Pemphigus en général.

La description qui va suivre s'applique à presque toutes les variétés de pemphigus, sauf quelques formes particulières que nous signalerons en passant.

ART. I. — ETIOLOGIE.

Les causes du P. sont aussi nombreuses qu'obscures; nous les étudierons dans l'ordre suivant ;

1° *l'âge.* — Le P. s'observe à tout âge, et n'épargne pas plus le nouveau-né que le vieillard. Cependant le P. aigu devient d'autant plus rare qu'on avance en âge. C'est ainsi que d'après la statistique de M. Hébra (1) cette maladie est 14 fois plus fréquente chez le nouveau né ou l'enfant à la mamelle, que chez l'adulte et le vieillard. Mais il n'en est pas de même du P. chronique et surtout du P. foliacé qui s'observent presque toujours sur des sujets déjà avancés en âge.

2° *Sexe.* — Le sexe ne crée pas plus d'immunité que l'âge et les hommes sont atteints aussi bien que les femmes ; mais il est curieux de voir que celles-ci le sont en plus grand nombre que ceux-là, et que cette différence s'observe même dans la première enfance.

(1) Hébra. Pathologie and therapie, p. 584.

Faut-il admettre l'influence des maladies utérines, des troubles de la menstruation etc. ? Peut-être, mais nous ne ferons que poser la question.

3° *Climat*. — On dit généralement que le P. est plus commun en Europe. Nous nous croyons autorisé à dire qu'il est aussi fréquent en Orient, mais nous ajoutons que, si les médecins de l'Orient l'ont vu et reconnu, ils n'en ont publié aucune observation.

En réponse à une demande adressée à M. le Dr Ber-therand, directeur de la *Gazette médicale de l'Algérie*, ce savant médecin m'a fait l'honneur de m'apprendre qu'il a observé dix fois le P. sur la terre d'Algérie.

D'un autre côté M. le Dr Burquières-Bey médecin de son altesse le vice-roi d'Egypte, m'a dit avoir observé plusieurs fois le P. en Egypte.

Ce savant pathologiste, dont l'enseignement est si estimé des médecins mes compatriotes, m'a signalé surtout la fréquence relative du P. des nouveau-nés.

Connue en France, en Allemagne et Angleterre, cette maladie l'a été aussi dans d'autres contrées ; elle a été observée dans les Indes, le Brésil, les États-Unis (Valentin), et, par les anciens, chez les Grecs (Hippocra e et les Romains (Celse, Galien).

Des citations d'Avicenne et de Rhazès, il résulte que le P. était connu chez les Arabes (1).

4° *Saisons*. — On ne peut pas dire d'une manière absolue que le P. apparaît dans une saison exclusivement. M. Hébra dit qu'il se rencontre dans toutes les

(1) Thazen al Mausour, tom. VII, cap. 17.

saisons, mais par ordre de fréquence, au printemps, en été, en automne et enfin en hiver. M. Hardy, dans ses *Leçons sur les maladies de la peau*, professe que la fréquence du P. paraît plus grande au printemps.

Nous sommes d'autant plus porté à partager cette opinion, que, pendant la dernière saison d'hiver, nous n'avons pas vu admettre à l'hôpital Saint-Louis un seul malade atteint de pemphigus.

Si nous faisons observer que le commencement des grandes chaleurs a une influence marquée sur le développement du P., on en conclura qu'il doit être aussi plus fréquent dans les pays chauds que dans les pays froids. Ce n'est pas seulement une vue de l'esprit, mais bien l'expression de la réalité. M. le Dr Bertherand vient encore appuyer de son autorité mon assertion. Il regarde, m'a-t-il dit, l'insolation comme une des principales causes de cette maladie, et ce qui donne une très-grande valeur à son opinion, c'est qu'il a observé une prédisposition marquée chez les marchands de poissons, qui restent exposés au soleil pendant des heures entières.

Quant au changement subit de température, je crois qu'il n'a pas une grande influence sur la production du pemphigus, excepté peut-être chez les nouveau-nés.

L'influence du vent malsain n'est qu'hypothétique.

5° *Aliments, boissons.* — Quelques auteurs, comme Hoffmann, Meza, Plenk, admettent que les mauvais fromages, la mauvaise nourriture, les liqueurs, et notamment le vin d'aunée et l'eau-de-vie de kirsch, sont autant de causes du pemphigus.

Pour nous, les liqueurs, les aliments épicés, trop assaisonnés de sel, de poivre, de vinaigre ou de moutarde, en excitant la peau, la prédisposent non-seulement au pemphigus, mais à d'autres maladies cutanées. La physiologie enseigne que ces condiments s'éliminent avec la sueur et activent les fonctions de la peau. Nous ne serons démenti par personne si nous rappelons combien il est fréquent d'observer l'urticaire sur des individus qui ont mangé certains coquillages (des moules, entre autres) ou de la charcuterie de haut goût ; mais nous pourrions bien trouver quelques incrédules si nous disions que nous avons observé un cas de P. après l'administration du copahu et du cubèbe. Dans ce cas, l'action a eu lieu par la transpiration.

D'une autre manière, les médicaments irritants, rubéfiants et épispastiques, appliqués sur la peau, peuvent provoquer l'apparition du P. chez un sujet qui y est prédisposé, ou de simples phlyctènes chez un autre.

Nous devons encore signaler comme cause du P. les maladies du tube digestif, les émotions morales vives.

Nous avons, pour notre part, plus d'une fois observé que le chagrin engendre le P. — On ajoute la malpropreté, l'humidité, le frottement des vêtements durs et le contact des liquides irritants ; enfin la lèpre, la diphthérie, les fièvres éruptives et les fièvres à forme ataxique.

6° *Contagion. Epidémie.* — Le P. est-il contagieux, est-il épidémique ?

Tous les dermatologistes sont aujourd'hui d'accord pour répondre négativement à cette double question. Les médecins de Saint-Louis, entres autres, n'ont jamais observé, dans leur hôpital, qu'un malade atteint de P. l'ait donné à ses voisins.

Les expériences de MM. Husson et Martin ont prouvé la non-contagiosité. M. Husson a inoculé à cinq enfants la matière des vésicules des deux types du pemphigus.

Les piqûres se sont promptement guéries sans avoir présenté l'aspect de bulles pemphigoïdes (1).

M. Martin qui est l'auteur d'une observation sur la complication du P. et de la vaccine, dit qu'on inocula la matière des vésicules à plusieurs enfants, sans qu'il en résultât aucune éruption (2).

Cependant Scharlat (3) rapporte un cas de P. *neonatorum* dont le liquide était susceptible de transmettre l'affection bulbeuse. En effet, Scharlat fit l'expérience sur lui-même et se donna des bulles. (Le P. était-il syphilitique?) Nous étudierons plus loin la question d'épidémicité.

7° *Hérédité*. —Cazenave et Schedel admettent, à tort selon nous, l'hérédité parmi les causes prédisposantes. Ils disent en outre que le P., comme toutes les autres maladies cutanées, se développe quelquefois sous l'influence d'une disposition particulière de l'économie.

Nous devons dire que le retard des règles et la dysmenorrhée sont des causes occasionnelles de P. — La grossesse peut être aussi rangée parmi les causes prédisposantes du P. (Rennes). M. le professeur Hardy cite un cas très-curieux de ce genre : c'est l'histoire d'une femme qui se voyait prise de P. à chaque grossesse et qui guérissait après l'accouchement.

(1) Recherches historiques et médicales sur la vaccine, 3ᵉ édition, p. 144.

(2) Journal de méd., chirurg. et pharm., tom. II, p. 225.

(3) Casper.

8° *Constitution, tempérament, diathèses.* — Gilibert dit que les personnes d'une constitution faible et d'un tempérament lymphatique sont sujettes surtout au P. chronique.

Hébra croit que la cause de l'affaiblissement est plutôt la maladie que la constitution.

Parmi les causes de P. indiquées par les auteurs, nous trouvons encore les maladies débilitantes, l'hystérie, le rhumatisme, le tænia, les maladies des reins et du foie, la métastase urinaire, etc.

Nous croyons devoir nous arrêter un instant sur l'arthritis et la syphilis que quelques auteurs admettent comme des causes de P.

MM. Ricord, Gall, Anderson et L. Bertherand, pour ne citer que des noms bien connus, admettent que la syphilis est une des causes du P. et ils reconnaissent un P. syphilitique.

M. Bazin admettant l'arthritisme comme cause de P. décrit une variété de P. aigu dont l'éruption est circonscrite, et à laquelle il donne le nom de P. arthritique. De plus il décrit sous le nom d'hydra bulleux arthritique le pemphigus à petites bulles.

ART. II. — SYMPTOMATOLOGIE.

Nous diviserons les symptômes en prodromes locaux et symptômes généraux.

Prodromes. — Le P. est comme beaucoup d'autres maladies, précédé quelquefois par de la courbature, de la céphalalgie, de l'agitation, de l'inappétence et, ce qui manque dans quelques cas, par de la fièvre.

Quand il y a de la fièvre on a le P. pyrétique, c'est la fièvre bulleuse des anciens.

§ I. — *Symptômes locaux.*

Ce sont les signes caractéristiques de la maladie. L'élément *bulle* est le signe pathognomonique ; mais la maladie a une durée, une marche variables ; d'où la distinction des variétés, que nous étudierons plus loin.

Pour mettre de l'ordre dans la description des symptômes, nous les décrirons d'après leur période d'apparition :

1° *Phénomènes locaux* précédant le développement des bulles, la période que nous appelons *prurigo-éry-thémateuse.*

Pendant cette période, la peau devient le siége d'une cuisson avec prurit, ou bien c'est une douleur vague, ou même des picotements, des élancements si vifs, qu'ils troublent quelquefois le sommeil des malades.

Bientôt on voit apparaître de petites taches rouges s'agrandissant avec rapidité, et prenant la forme arrondie ou ovalaire. Ces taches quelquefois font saillie sur la peau, de telle façon qu'elles ressemblent de prime abord à l'érythème. Elles sont presque toujours disséminées, et la peau saine, dans les intervalles qui les séparent, ne présente rien de morbide. Leur durée est éphémère, surtout dans le P. aigu ; mais il n'est pas impossible que les bulles apparaissent d'emblée, sans être précédées de taches. C'est surtout à la paume des mains, à la plante des pieds, qu'on observe difficilement ces taches.

2° *Période bulleuse.* — C'est généralement de trois à cinq jours, à dater de l'apparition des taches ou de la cuisson, qu'apparaissent les bulles. Mais on ne peut pas préciser l'époque de l'éruption bulleuse, comme on le fait pour les fièvres éruptives. Une autre différence à ne pas perdre de vue, c'est que les bulles se manifestent quelquefois sous forme de poussées successives (P. successif). Les bulles se développent donc sur des points plus ou moins rouges de la peau, et elles sont généralement accompagnées de légères démangeaisons; quelquefois la démangeaison est insupportable (P. prurigineux).

La forme des bulles est ronde ou discoïde, plus ou moins convexe, et allongée.

Cette forme peut être irrégulière, surtout quand plusieur bulles se rencontrent ensemble.

Leur volume est encore bien plus variable que leur forme, et l'on trouve tous les intermédiaires, depuis la graine d'une lentille jusqu'à celle d'un œuf de crocodile et plus.

On peut rencontrer des cas de P. où il n'y a presque que de petites bulles (P. à petites bulles). Dans d'autres cas, les grosses bulles prédominent (P. à grosses bulles).

Enfin il n'est pas rare d'observer les unes et les autres sur le même sujet.

Il faut étudier la paroi et le liquide de la bulle et le contenu.

La paroi ordinairement mince, formée par l'épiderme que soulève le liquide, est assez claire pour laisser voir la coloration du contenu.

Ce contenu est une matière généralement séreuse, mais qui peut être trouble, alors surtout qu'une partie s'est transformée en pus. On y trouve même du sang, mais jamais le liquide n'est exclusivement du pus ou du sang. La quantité de ce produit varie : si elle est proportionnée à la capacité de l'enveloppe, la bulle est bien distendue ; mais si elle ne l'est pas, la bulle est d'autant moins arrondie. On peut y percevoir de la fluctuation en appliquant convenablement le doigt à la surface.

La durée de chaque bulle n'est pas constante ; elle peut être de trois à dix jours. Au bout de ce temps elles se dessèchent, si elles n'ont pas été déjà détruites par les mouvements volontaires ou involontaires du malade.

De ces bulles déchirées, il s'écoule une matière louche, quelquefois mêlée d'un peu de sang ou de pus.

C'est surtout dans le P. bulleux que ceci s'observe. Si l'on examine les doigts d'un individu atteint de P. prurigineux, on les trouve quelquefois tachés par le sang qui s'est écoulé des bulles déchirées par le grattage. Quelquefois le suintement de sang est assez considérable (surtout aux jambes) pour qu'on ait décrit un P. hémorrhagique.

D'autres fois les bulles sont un peu desséchées, et le sang, dont l'hématoïdine a été retenu par l'épiderme, donne à la bulle l'apparence d'un pétale de rose de Provins appliqué sur la peau.

3° *Période squameuse.* — Les bulles rompues se sont desséchées. Alors l'épiderme ramolli et mêlé au résidu du liquide forme une croûte de couleur blanc jaunâtre, quelquefois jaune, rouge, brun, selon qu'il s'y mêle ou non du sang. C'est dans le P. bulleux que l'on observe bien toutes ces variétés de coloration. Dans le P. foliacé, au contraire, les croûtes sont d'un jaune clair, et elles n'ont pas non plus la même épaisseur que dans le P. bulleux, car, tandis que, dans celui-ci, elles sont assez épaisses et à surface inégale, dans le P. foliacé elles sont minces, larges, même demi-transparentes et comme imbriquées.

Très-adhérentes dans le P. bulleux, puisque, si l'on veut les enlever, on excorie la peau, qui laisse suinter un peu de sang; elles sont peu adhérentes dans le P. foliacé, et se laissent détacher sous forme de feuilles larges sans produire d'excoriations bien marquées.

Il résulte naturellement de ces caractères différentiels que les croûtes du P. bulleux mettent longtemps pour tomber, tandis que les croûtes du P. foliacé tombent beaucoup plus vite. Nous n'en conclurons pas pour cela que le P. foliacé a une durée plus courte, car les poussées successives et répétées prolongent la maladie.

4° *Période maculeuse*. — Les croûtes et les pellicules épidermiques, en tombant, laissent à leur place des macules d'un rouge écarlarte, quelquefois d'un rouge un peu violacé, macules que l'on trouve dans certains cas couvertes de fines pellicules.

Un examen attentif de ces macules apprend que ce ne sont pas des cicatrices, et qu'elles disparaissent sans laisser de traces. Cependant, dans le P. foliacé, on rencontre dans quelques cas la peau comme fendillée, modification due à la sécheresse de l'épiderme et au frottement des croûtes dans ces points.

Dans cette période, la peau est le siége de démangeaisons plus ou moins vives.

Alors aussi il se forme des poussées bulleuses sous les pellicules dans le P. foliacé et sur les parties saines de la peau dans le P. bulleux.

La durée de cette période est de cinq à sept jours dans le P. aigu et indéterminée, mais très-longue dans le P. chronique.

Enfin il n'est pas rare de trouver, sur le même sujet, des bulles, à leurs diverses périodes d'évolution.

SYMPTÔMES GÉNÉRAUX.

Généralement la maladie est accompagnée de fièvre : augmentation de la chaleur de la peau, accélération du pouls, céphalalgie. Le sommeil est quelquefois interrompu par des rêves, mais ce n'est que rarement que l'on observe du délire et de l'agitation. L'appétit est diminué, la soif est prononcée sans être continue ; la bouche est sèche. S'il n'y a que rarement des vomissements, on voit des nausées et du ptyalisme quand il y a des bulles sur la muqueuse buccale.

L'urine, quelquefois rouge, contient de l'albumine quand il y a des complications du côté des reins, ou débilité causée par un état cachectique.

Ajoutons à ces symptômes généraux les symptômes particuliers à chaque complication survenant dans le cours du P. et faisons remarquer que la fièvre prend la forme continue (P. pyrétique) ou bien la forme intermittente ; et, dans ce dernier cas, qu'elle apparaît généralement le soir, enfin qu'elle précède quelquefois chaque poussée. Dans d'autres cas, il n'y a pas de fièvre (P. apyrétique).

Signalons aussi l'éruption pemphigoïde sur les muqueuses, l'infiltration séreuse du tissu conjonctif, rare dans les cavités séreuses.

Avant la mort il y a quelquefois des exsudations san.

guines, des hémorrhagies. Les malades ont perdu l'appétit, ils s'affaiblissent, la diarrhée ne les quitte plus, ils maigrissent, ils sont inquiets, ils délirent, tombent dans le marasme, bientôt dans le coma, et le coma c'est la mort.

Cependant il y a quelques cas de guérison après six mois de traitement quand le terminaison est favorable.

ART. III. — MARCHE, DURÉE ET TERMINAISON.

La marche du P. varie selon qu'il est aigu ou chronique. Le P. aigu a une marche continue et relativement rapide, tandis que le P. chronique suit une marche lente; mais, dans le deuxième cas, on observe des poussées successives.

La durée est tout aussi variable. Si le P. aigu ne dépasse pas quatre ou six semaines, le P. chronique dure beaucoup plus longtemps. Le P. bulleux se prolonge de trois à six mois. Nous en avons vu un cas durer trois ans (P. successif). Le P. foliacé entraîne presque toujours la mort au bout d'un an ou deux.

Terminaison. — La terminaison du P. varie selon la variété de la maladie, et la constitution du sujet. Le P. aigu simple, non spécifique se termine par la guérison. Le P. bulleux est très-rarement mortel; mais les complications, la gangrène entre autres, aggravent le pronostic. Le P. foliacé, au contraire, est ordinairement fatal.

ART. IV. — COMPLICATIONS.

On a signalé plusieurs maladies venant compliquer le P. Nous citons : l'érysipèle, la rougeole, la variole,

les fièvres ataxique, adynamique et bilieuse, la dysen-
térie (1).

Sont-ce bien de vraies complications ? Nous pensons
qu'il n'y a eu dans ce cas qu'une simple coïncidence.
Mais on regarde comme de véritables complications du
P. et surtout du P. chronique : la stomatite, l'angine,
la bronchite, la pneumonie, le développement des tubercules pulmonaires chez les malades qui y sont prédis-
posés, la gastrite. C'est certainement la diarrhée qui est
la complication la plus fréquente; elle constitue même
un élément de la maladie. Nous l'avons observée aussi
bien dans le P. bulleux que dans le P. foliacé.

Il n'est pas rare de voir l'hyperémie conjonctivale,
hépatique, rénale et cérébrale à la suite des troubles
produits dans la circulation.

La diarrhée avec fièvre précède souvent la poussée
bulleuse qui va se développer sur la peau; mais nous
sommes porté à croire que cette diarrhée et cette fièvre
peuvent être de plus symptomatiques d'une éruption
pemphigoïde de l'intestin.

Les autres complications que les auteurs ont décrites
n'appartiennent pas au P. seul ; car elles peuvent survenir à la suite de toutes les autres maladies qui entraînent le marasme. En effet, les ulcères fétides, les
furoncles, l'œdème, la débilité, l'ataxie, l'adynamie
s'observent dans bien des maladies, qui n'ont rien de
commun avec le Pemphigus.

C'est également à tort que l'on a rangé la gale et
l'herpès parmi les complications du Pemphigus.

Signalons en passant, pour y revenir, l'hémorrhagie

(1) Gilibert, monographie du P., p. 245.

qui survient quelquefois, et qui a engagé les noso-
graphes à créer un P. hémorrhagique; ce phénomène
s'observe aussi dans l'urticaire.

Art. V. — Récidives.

Le P. aigu récidive très-rarement et des auteurs nient
formellement le retour de la maladie.

Le P. chronique, au contraire, récidive assez fré-
quemment, mais il faut distinguer la poussée bulleuse,
de la maladie qui se compose de plusieurs poussées.
M. Hardy fait remarquer que si le P. revient chez un
malade qui a été complétement guéri, la nouvelle apparition n'aura lieu qu'au bout de deux à six ans, jamais
plus tôt. Les observations que nous avons pu recueillir
confirment cette assertion, et nous avons regardé comme
une exception un cas de P. bulleux à grosses bulles, qui
revenait au printemps de 1867-68, et encore la malade
a été complétement guérie?

Art. VI. — Siége du pemphigus.

La peau est le siége habituel du P. qui est limité ou
généralisé, et dans la peau c'est la surface du derme et
la couche de Malpighi qui est le siége de prédilection.
Les muqueuses ne sont pas toujours épargnées et l'on a
vu de vraies bulles de P. sur les muqueuses conjonctivale, nasale, buccale, pharyngienne, gastrique et surtout intestinale. On en voit aussi sur la vulve.

Art. VII. — Anatomie pathologique.

Rien de plus vague ni de plus incomplet que l'anatomie pathologique du P., dit M. Bazin. Après une décla-

ration aussi formelle que celle du savant dermatologiste que nous venons de citer, on ne peut exiger de nos faibles efforts que notre travail ne laisse plus de désiderata à cet endroit.

1° *Lésions anatomiques de la peau.* Si nous suivons attentivement le développement de la bulle, qui est l'élément pathognomonique de la maladie, nous voyons d'abord apparaître, sur un point limité de l'enveloppe cutanée, une petite tache rouge, tache qui n'est pas suffisante, hâtons-nous de le dire, pour expliquer les phénomènes inflammatoires que nous avons signalés. Au milieu de cette tache, l'épiderme se soulève dans une étendue qui varie depuis la largeur d'une lentille jusqu'à celle d'une pièce de 20 centimes. A la périphérie de ce soulèvement épidermique se développent quelquefois des vésicules qui se réunissent ensemble et se confondent pour former une véritable bulle.

2° La bulle formée, si alors on regarde obliquement à sa base, on reconnaît que la saillie est due à ce soulèvement exagéré de l'épiderme. Mais il est des cas où la bulle n'a pas été précédée d'une tache rouge apparente; elle se présente alors, on le devine, au milieu de l'aréole que l'on voit autour de la bulle. Dans le premier cas, il paraît y avoir une exsudation à la suite de l'hyperémie papillaire; dans le second, transsudation sans hyperémie apparente.

Le même processus s'observerait très-probablement sur les muqueuses si celles-ci n'étaient cachées à l'œil de l'observateur par leur situation.

Si l'on examine une bulle située sur une partie de la peau recouverte de poils, on peut voir que les poils im-

plantés dans la peau soulevée par la bulle retiennent
l'épiderme et l'empêchent de se bomber complétement.
La surface d'une bulle qui est ainsi traversée par plusieurs poils offre en petit l'aspect d'un siége capitonné.

Quand le contenu de la bulle est clair, ou quand on
détache l'épiderme, on voit que la surface interne de cet
épiderme est inégale, parsemée de dépressions et de
saillies, et que les poils forment dans la bulle des sortes
de stalactites.

Le contenu de la bulle est liquide, clair au début, il
devient quelquefois jaune, et peut être limpide ou trouble. Dans quelques cas, il présente comme des flocons
de matière albumineuse. Enfin, et on ne rencontre cela
que dans les grosses bulles, on y trouve une espèce de
fausse membrane (Wedl).

Gust. Simon dit que le contenu de la bulle est un liquide blanchâtre ou même jaunâtre et trouble, d'une
consistance analogue au sérum du sang. Dans ce liquide
se trouvent des globules de pus comme on en trouve
dans les liquides de l'économie qui ont été soustraits
quelques jours au torrent circulatoire.

Quand les bulles sont desséchées, on ne voit sur la
peau que des croûtes squameuses, généralement minces,
qu'elles soient localisées ou généralisées; sur d'autres
points on trouve des macules couvertes de pellicules
épidermiques.

Dans le P. chronique on trouve, en outre, des bulles
pemphigoïdes sur les muqueuses buccale, conjonctivale
et vaginale. On observe aussi des bulles, des érosions,
des excoriations sur les muqueuses gastrique et intestinale. Il n'est pas rare de trouver de l'œdème et un suintement sanguinolent sur quelques parties du corps.

La plupart des auteurs signalent simplement la dégénérescence graisseuse du foie, des reins et même de la
rate, sans s'occuper de la pathogénie de ces altérations.
Cependant on peut se demander si ces diverses lésions
sont cause ou effet, et il n'est pas sans intérêt de résoudre cette question : la dégénérescence graisseuse
produit-elle le P. ou bien est-elle produite par lui ? Si
c'est le pemphigus qui est ici cause, est-ce la maladie,
est-ce la médication qui est la cause ?

Pour nous, nous sommes porté à reconnaître ces diverses altérations viscérales comme effet du P. au même
titre que nous les admettons comme effet dans les maladies à longue durée dans lesquelles on les observe. Et
ce qui prouve que notre opinion a quelque probabilité,
c'est que l'on n'a jamais observé au début de la maladie
aucun trouble de ces viscères.

Le Dr Hertz, assistant à l'Institut de Munich, a mon-
tré, dans un cas de P. chronique, la dégénérescence
amyloïde du foie et de la rate ; mais, fait intéressant à
ajouter, le même auteur a observé la même dégénérescence à la suite des maladies de longue durée, comme
la syphilis, le rachitisme, la tuberculose, la scrofule, les
fièvres intermittentes. Aussi range-t-il le P. à côté de
ces maladies de longue durée qui entraînent la cachexie
et le marasme.

Le professeur Lindwurm cite aussi un cas d'affection
cutanée dans laquelle il a trouvé la dégénérescence amyloïde des papilles cutanées. La maladie avait duré douze
ans. Que l'on ait eu affaire à un pityriasis rubra, à un psoriasis, à un lichen ruber, à une ichthyose, à un pemphigus, la précision du diagnostic n'est ici que d'un intérêt
secondaire.

Gibert dit avoir trouvé à l'ouverture du corps des sujets qui avaient succombé au pemphigus chronique, le sang altéré, présentant un aspect semi-liquide, comme de la gelée de groseille mal prise.

Nous avons examiné la croûte pemphigoïde au microscope, et nous y avons trouvé : des cellules épithéliales pavimenteuses, comme élément principal, des cellules pigmentaires aplaties, des poils desséchés, dont les cellules corticales étaient déformées et le canal médullaire était à peine visible; très-peu de cristaux de cholestérine, des cellules nucléaires déformées, enfin une matière amorphe et de la poussière.

Le contenu de la bulle nous a paru être un liquide homogène tenant en suspension des cellules embryoplastiques, des granulations et quelques traces de cellules graisseuses.

Nous avons trouvé quelques globules de pus dans les bulles anciennes, quelques cristaux d'hématoïdine dans les bulles déchirées par le frottement, et très-peu de fibres de tissu conjonctif.

Le liquide de la bulle de P. présente une réaction légèrement alcaline (Gust, Simon). C'est aussi l'opinion du professeur Rayski; mais le Dr Heinrich croit que cette réaction est acide. Ces deux opinions nous paraissent admissibles ; car nous avons obtenu une réaction tantôt légèrement acide, tantôt alcaline selon que nous avons examiné des bulles récentes ou déjà anciennes.

On doit à Simson, Berth et Heinrich l'analyse du liquide de bulles pemphigoïdes. Ces auteurs ont trouvé :

Eau. . . . . 259 gr. 8 cent.
Partie solide . . . . 42 — 2 —
Albumine et corpuscule 28 — 1 —
Graisse. . . . . 3 —
Matière extractive. . . . . . 3 —
Sels. . . . . 4 — 5 —

Rayski, qui a analysé l'urine de deux malades atteints de P. mortel, donne les chiffres suivants :

Le poids spécifique étant 1017,5.
Eau. . . . . 955 gr. 80 cent.
Partie solide. . . . . . 44 — 30 —
Matière urique . . . 23 — 63 —
Acide urique. . . . . 0 — 58 —
Matière extractive. 11 — 79 —
Sels fixes . . . . 7 — 29 —

ART. VIII. — NATURE DU PEMPHIGUS.

Braun regardait le P. comme un spasme par suite duquel quelques principes de l'urine, qui étaient retenus dans l'économie, se portaient vers la peau où ils déterminaient la formation des bulles.

Wichmann dit : la nature fait effort dépuratif pour se débarrasser d'un principe âcre. Le P. est dû à la présence d'un insecte.

Voici comment s'exprime Gilibert dans son traité du P.: «Par la simple observation, nous n'apercevons que les deux extrémités de la chaîne ; le milieu nous échappe, et nous sommes obligés de passer de la connaissance des symptômes ou effets de la maladie à celle des causes médiates, sans pouvoir suivre les autres intermédiaires qui lient l'une à l'autre. Cachées dans les mystères de l'organisation, les causes prochaines ou immédiates se dérobent à nos regards. » Bien que cet auteur ne formule aucune conclusion, il résulte des longues considérations dans lesquelles il entre, que pour lui la fièvre due à l'altération des humeurs est la cause essentielle du trouble fonctionnel de quelques organes. Alors la nature fait effort pour débarrasser le sang de son excès d'albumine. A cela nous ne répondrons qu'un mot, c'est que le P. n'est pas toujours accompagné de fièvre (P. apyrétique), et personne n'a encore légitimé l'introduction du P. dans la classe des fièvres. La maladie se développant généralement chez des individus affaiblis, leur sang n'est pas très-chargé d'albumine.

Gilbert après avoir étudié l'anatomie pathologique du P. ajoute: toutes ces lésions attestent évidemment une diathése dont le P. est l'effet. C'est aussi pour ce motif que Devergie (1) admet que le P. est consécutif à l'altération du sang et le place en tête des maladies symptomatiques d'une altération du sang.

Cazenave considère le P. comme une hydropisie de la peau. — Tayer ne dit rien de la nature de cette maladie. Pour M. le professeur Hardy (2), le P. est une affection inflammatoire de la peau.

Où est la vérité dans toutes ces assertions si contradictoires ? Le P. est-il une fièvre ?

On a beaucoup parlé de la fièvre bulleuse, pemphigoïde ataxique, etc., etc., mais, dans ces cas le P. n'est ni le résultat ni la cause de cette fièvre grave ; il n'y a

____

(1) Devergie, Maladies de la peau, affections syptomatiques du sang.

(2) Hardy et Behier, Traité de pathol. int., tom. III.

pas de coction pemphigoïde dans l'économie qui prepare l'éruption du P. — L'élément fièvre manque dans beaucoup de cas (P. apyrétique), et nos propres observations l'attestent aussi. Rangerons-nous le P. avec Franck dans la classe des fièvres éruptives. Non certes, car la période d'incubation manque dans le P. aussi bien que la contagiosité. Disons que la fièvre qui accompagne le P. est une fièvre inflammatoire comme on l'observe dans toutes les maladies dites inflammatoires.

Nous avons déjà dit que nous regardions comme une simple coïncidence la coexistence du P. avec certaines fièvres bilieuses ataxiques, etc.

Le P. est-il diathésique? M. Bazin rattache des variétés à sa diathèse arthritique (1). Nous ajouterons que le P. n'est pas héréditaire. Une fois bien guéri, il ne récidive qu'au bout de trois à six ans, quelquefois même il ne récidive pas. (Récidives).

Mais nous avons vu le P. se developper sur des malades qui n'ont jamais eu ni rhumatisme, ni douleurs artritiques, et nous pouvons dire que beaucoup de personnes ont eu plus ou moins des douleurs articulaires.

Quant au P. syphilitique des nouveau-nés, on peut dire qu'il est l'expression de la diathèse syphilitique et non d'une diathèse pemphigoïde. Ce ne sont point là de vaines subtilités de langage. La preuve de cette distinction, c'est que le P. syphilitique guérit sous l'influence du traitement mercuriel, comme il reparaît si l'on cesse ce traitement avant la guérison complète.

Le P. est-il une simple inflammation ? Avec M. le

(1) M. Bazin, affections cutanées, arthrétiques et dartreuses, p. 313.

professeur Hardy nous répondons par l'affirmative. La formation d'une bulle s'accompagne généralement de tous les phénomènes dits d'inflammation tels que douleur chaleur, rougeur et enfin exsudation qui remplit la bulle. Ajoutons que la cuisson et la douleur existent toujours au debut de la formation de la bulle.

Si jamais on peut admettre l'irritation (Broussais) comme point de depart d'inflammation, c'est dans le P. que cette doctrine trouve un exemple à son appui. En effet, dans un point de la peau survient une cuisson, un picotement à la surface épidermique, puis apparaît l'hyperémie du derme (tache rouge) et enfin l'exsudat (bulle) et dans quelques cas la formation de pseudo-membrane et même du pus. Ces phénomènes nous autorisent donc à admettre que le P. est une maladie inflammatoire de la surface du derme et de la couche de Malpighi.

ART. IX. — DIAGNOSTIC.

Le diagnostic du pemphigus est ordinairement facile. Les taches rouges isolées et surmontées de bulles fournissent les signes caractéristiques de la maladie ; malheureusement, cette maladie revêt des formes et des aspects si différents que des médecins l'ont confondue avec d'autres affections cutanées, avec des maladies spécifiques entre autres.

Pour rendre plus facile ce diagnostic, nous croyons qu'il faut étudier séparément le pemphigus bulleux, le P. foliacé et le P. des nouveau-nés. Nous ne nous occuperons pour l'instant que des deux premières formes, renvoyant le diagnostic du P. *neo-natorum* à un chapitre particulier.

A. *Diagnostic du P. bulleux.* — Ici encore il faut distinguer deux périodes : la période bulleuse et la période squameuse.

1° A sa période bulleuse, le P. pourrait-il être confondu avec l'ecthyma, l'herpès, le rupia, l'érysipèle, la varicelle, l'eczéma, l'érythème bulleux et l'urticaire?

Dans l'ecthyma, l'éruption est pustuleuse, le contenu des pustules est toujours trouble et formé de pus, la pustule est généralement ombiliquée, bien arrondie, petite à sa base, assez dure et rouge, entourée d'une aréole assez large. La description que nous avons donnée de la bulle du P. permet de reconnaître de nombreuses différences.

Le rupia se manifeste sous forme bulleuse, mais les bulles sont peu nombreuses. L'éruption est formée d'une pustule au centre, entourée de petites bulles qui se confondent plus tard et forment une ou plusieurs bulles entourées d'une aréole brune. Le contenu est trouble, gris, sanieux, enfin la croûte écailleuse brunâtre, qui se forme, couvre une ulcération plus ou moins profonde que la peau qui les entoure, se produisant par accès et occasionnant un prurit semblable à celui que causent les piqûres d'ortie.

Enfin, nous n'admettons pas l'hydroa bulleux arthritique de M. Bazin (1), car il n'est autre chose pour notre maître et pour nous que le pemphigus à petites bulles.

2° *Pemphigus bulleux à sa période squameuse.* — A cette période, le pemphigus pourrait-il se confondre avec l'eczéma-impétigo, la syphilide pustuleuse et l'eczéma?

(1) M. Bazin, affections arthritiques et dartreuses, p. 198.

L'impétigo ne peut être confondu avec le P. que lorsque l'on n'a pas suivi la maladie dès le début. Mais l'apparition d'une bulle vient bientôt lever tous les doutes. Il ne faut pas oublier non plus que dans le P. les croûtes sont moins épaisses, moins adhérentes et moins jaunes que dans l'impétigo.

Les croûtes de la syphilide pustulo-crustacée, quand elles sont desséchées, ressemblent quelquefois aux croûtes du P. ; mais, dans les syphilides, les croûtes sont moins nombreuses, moins larges, plus épaisses, plus adhérentes et plus irrégulières que les croûtes du P. Elles sont d'une couleur jaune sale ou verdâtre, et laissent, après leur chute, des traces de cicatrices blanchâtres. Enfin, les commémoratifs et les phénomènes concomitants viennent encore éclairer le médecin.

L'eczéma à la troisième période se confond rarement avec le P. ; car l'eczéma peut bien, lui, être généralisé, mais il n'est jamais universel comme le P. De plus, l'eczéma s'accompagne d'un suintement plastique abondant et présente des croûtes jaunes, épaisses, humides et beaucoup moins larges que les croûtes du pemphigus.

B. *Pemphigus foliacé*. — Le pemphigus foliacé ne peut être confondu qu'avec le psoriasis, le pityriasis rubra généralisé et l'eczéma. Et encore la possibilité de cette confusion résulte surtout de ce que les malades ne viennent souvent réclamer les soins d'un médecin que lorsque la maladie est déjà ancienne.

L'éruption herpétique formée de vésicules irrégulières, petites, séparées par des intervalles de peau rouge, ou réunies, forment de grosses vésicules encore irrégulières. Le contenu est clair, la durée très-courte, les croûtes sont minces et tombent beaucoup plus vite que les croûtes du pemphigus.

Gilibert a confondu l'érysipèle avec le P., puisque, pour lui, érysipèle et P. sont deux symptômes d'une même maladie. Mais la rougeur vive, uniforme, sans solution de continuité, les limites bien saillantes de l'œdème dans l'érysipèle, distinguent nettement cette maladie du pemphigus.

La varicelle affecte surtout les enfants. Elle diffère du P. aigu par la petitesse des vésicules, qui sont d'une forme régulière, se déssèchent sans se rompre et n'ont qu'une durée très-courte.

L'eczéma, à sa période d'éruption, ne peut être confondu avec le P., car, dans l'eczéma, s'il se forme de petites vésicules remplies d'un liquide clair, elles sont accompagnées de démangeaisons et d'un suintement abondant. Enfin, si les vésicules se transforment en bulles, ce qui ne se voit que dans l'eczéma normal, celles-ci n'apparaissent pas d'emblée comme dans le pemphigus.

L'érythème bulleux se distingue du pemphigus aigu par la couleur rouge pâle, étendue sur une assez grande surface. Cette coloration est, de plus, presque sans discontinuité ; les bulles sont irrégulières, d'une durée éphémère ; elles se déchirent et tombent généralement sans former de croûtes.

Nous n'aurions pas parlé de l'urticaire, si Alibert lui-même n'avait publié une observation d'urticaire sous le titre de *pemphigus nocturnus*. Rappelons donc que l'urticaire est une inflammation exanthémateuse caractérisée par des taches plus pâles ou plus rouges.

Le psoriasis et le pityriasis rubra se distinguent assez nettement du P., car alors la peau est sèche, tandis que, dans le P., la peau offre un peu de suintement, pour ne rien dire des bulles que l'on trouve en outre.

Dans l'eczéma les squames sont moins larges et moins abondantes, la maladie n'envahit pas tout le corps, enfin les démangeaisons sont bien plus vives que celles du pemphigus.

M. le professeur Hardy, qui décrit un P. prurigineux, dit qu'on ne peut le confondre avec aucune autre maladie, et que le diagnostic est toujours facile à établir; car il repose sur la présence de bulles accompagnées d'hyperesthésie et de coloration brune de la peau, symptômes qui ne se trouvent réunis dans aucune autre affection.

Le diagnostic du P. des nouveau-nés viendra après l'étude de cette variété, si importante à bien connaître.

Art. X. — Pronostic.

Le pronostic varie suivant la marche, la forme et le siége. Si le P. aigu est une affection bénigne, celui des nouveau-nés, surtout le P. syphilitique, est une maladie grave et souvent mortelle. Le P. bulleux à poussées rapprochées est une maladie sérieuse qui préoccupe toujours le médecin. Quant au P. foliacé, il est grave et presque toujours mortel. Enfin le P. de la conjonctive laisse des difformités dans l'œil.

Art. XI. — Traitement.

Le traitement est à la fois local et général.

Les anciens médecins ont conseillé sans succès la

saignée, les purgatifs, les diurétiques, les alcalins, la diète lactée, animale et végétale. M. le Dr Hertz, dans son travail sur le P., dit que la maladie est aussi rebelle que la thérapeutique est riche en médicaments, et l'on sait qu'en thérapeutique richesse veut dire pauvreté, car la vraie richesse, c'est le spécifique, et ce médicament spécifique est encore à trouver.

On a aussi employé les antiphlogistiques, les tisanes de toutes sortes, sans pouvoir empêcher la formation de la bulle.

Les eaux minérales, celles de Karlsbad, de Mub-Ibramen, les eaux salées et acidulées, les limonades, l'ammoniaque et nombre d'autres médicaments ont aussi eu leur vogue.

M. Hébra dit que nous ne connaissons pas le traitement interne qui convient au P.

Dans la longue liste des médicaments internes employés contre le P., il en est quelques-uns qui ont donné de nombreuses guérisons. Nous citerons en première ligne les médicaments arsenicaux, ferrugineux et iodés, préconisés d'abord par les Anglais et les Allemands, expérimentés et popularisés par les Français. Nous citerons aussi le soufre et le mercure. Mais nous rappellerons que bien avant tous ces auteurs Dioscoride et Rhazès avaient vanté l'arsenic dans le traitement des affections cutanées.

A. *Traitement externe.* — On a conseillé les douches, les bains froids, l'enveloppement du corps avec des linges mouillés, les bains alcalins, d'amidon, de goudron (Hébra); les caustiques, les bains de sublimé, les corps gras : huiles, glycérine; les lotions avec l'acide phénique, 5 grammes d'acide pour 1 litre (Bazin).

M. Hébra rapporte quatre cas de guérisons qui ont été obtenues par l'emploi continuel des bains pendant toute la maladie qui a duré 26, 47, 76 et 109 jours. Dans un de ces quatre cas, le malade n'est sorti du bain que pour satisfaire aux besoins de la nature.

M. Hardy proscrit l'emploi des bains et l'hydrothérapie sous toutes ses formes. M. Bazin, au contraire, donne des bains alcalins.

On a aussi employé des poudres inertes ou absorbantes et astringentes, telles que celles de vieux bois, de tan, de quinquina, d'amidon, etc., etc.

Voici la composition d'un onguent plombique que M. Hébra (1) emploie avec succès et sans accidents toxiques, dit-il, dans plusieurs affections cutanées, comme dans l'eczéma et le pemphigus.

```
Huile d'olive de première qualité........ 450 grammes.
Litharge.............................. 115    —
F. S. A. un onguent mou et ajouter :
    essence de lavande................  8    —
```

Il dit avoir employé cet onguent dans cent cas de P. ou d'eczéma, toujours sans accidents toxiques.

Enfin on a essayé le chloroforme, le collodion. Avec M. le professeur Hardy, nous protestons contre l'emploi des bains alcalins, car ces bains sont excitants : par conséquent ils dénudent le derme, augmentent le mal et aggravent la situation en exposant les malades à diverses complications, telles que la bronchite et l'entérite.

Il n'est pas indifférent de savoir si la médication que l'on a adoptée convient à toutes les variétés de P. et à toutes les périodes de la maladie.

____

(1) Hébra, Hautkrank heit pathologie und therapie, p. 397.

M. Hardy professe que le P. aigu a une tendance naturelle à se terminer favorablement, mais il croit que l'on peut hâter la guérison en saupoudrant les parties malades avec de la poudre d'amidon, en donnant quelques laxatifs légers, quelques bains émollients et une nourriture légère.

Le traitement est le même pour le P. des nouveaunés, quand ce P. n'est pas relié à la diathèse syphilitique. S'il en est autrement, on donne le mercure à l'enfant, et quelquefois l'iodure de potassium à la nourrice (Ollivier et Ranvier). En pareil cas, M. Hardy préfère l'emploi de l'onguent mercuriel en frictions répétées tous les jours, tantôt sur une partie, tantôt sur une autre, dans les endroits du corps qui sont sains. Disons en passant que c'est aussi le mode de traitement que M. Hardy emploie contre la syphilis chez les enfants.

Dans le P. chronique, le savant professeur de Saint-Louis n'admet pas l'emploi des bains ou des cataplasmes. Il a remarqué que les bains et les cataplasmes augmentent l'afflux du sang vers la peau et favorisent le développement des bulles. Il rejette également les purgatifs, car ils prédisposent les malades à l'inflammation intestinale, qui vient souvent compliquer le P.

B. *Traitement interne.* — Les dermatologistes sont d'accord aujourd'hui pour donner les toniques à l'intérieur : vin de quinquina, vin de gentiane, perchlorure de fer à la dose de 10 à 12 gouttes par jour, sirop d'iodure de fer une à deux cuillerées à soupe par jour; les arsenicaux, de 1 à 5 milligrammes par jour.

Les préparations arsenicales les plus employées sont la liqueur de Pearson.

Arséniate de soude   0 gr., 05
Eau distillée...... 32 gr.

La solution de Biett :

Arséniate d'ammoniaque   0 gr., 95
Eau distillée........... 32 gr.

On emploie surtout la liqueur de Pearson à la dose de 50 centigrammes à 2 grammes par jour. La liqueur de Fowler s'administre depuis 4 jusqu'à 12 gouttes par jour. Voici sa composition :

Acide arsénieux......... }
Carbonate de potasse .... } āā   5 grammes.
Eau distillée   500   —
Alcool de mélisse composé   16   —

M. Hardy a adopté une solution que nous préférons parce que le dosage en est plus facile et plus exact, la voici :

Arséniate de soude .....   0 gr. 10 cent.
Eau distillée...........   300 —

On donne 1 à 2 cuillerées à soupe de cette solution par jour.

La médication arsenicale est certainement la médication la plus active dans le traitement du P. de l'eczéma et du psoriasis.

Nous croyons que l'arsenic agit à la fois en soutenant les forces des malades, et en modifiant la vitalité de la peau. Il ralentit la désassimilation, par conséquent, il ralentit aussi la combustion, la chaleur et les phénomènes inflammatoires, par son élimination, par l'enveloppe cutanée.

On sait que l'arsenic s'élimine par les organes sécréteurs et par la peau. On a trouvé de l'arsenic dans l'urine, dans la phlyctène d'un vésicatoire. Enfin, tout le monde connaît les taches bleues de la peau des mangeurs d'arsenic.

Nous rejetons, comme irritants, l'iode et le soufre. A l'extérieur nous employons les poudres dont nous avons parlé ci-dessus.

Le traitement de l'éruption des muqueuses est variable. On se trouvera bien des collyres au borax pour le pemphigus conjonctival. Des gargarismes au borax ou au chlorate de potasse seront indiqués contre le P. buccoguttural. Et les poudres de tannin, de sous-nitrate de bismuth, de diascordium, réussiront contre l'éruption gastro-intestinale, et de plus arrêteront la diarrhée.

Dans les cas compliqués de bronchite on aura recours aux boissons pectorales et aux expectorants.

On provoquera le retour des règles, chez les jeunes filles atteintes de P. ; et chez les femmes qui ne sont pas bien réglées ou insistera sur les toniques pendant quelques temps, puis on donnera les emménagogues, surtout à l'approche de l'époque qu'on suppose être celle du retour des règles.

C'est dans ce but que M. Hardy, après avoir fortifié ses malades par les ferrugineux, leur administre de l'apiol ou de l'extrait d'anémone pulsatille. Il conseille même d'appliquer quelques sangsues à l'anus ou à la partie interne des cuisses.

SECONDE PARTIE.

Du pemphigus en particulier.

L'étude du pemphigus en particulier se divise en deux chapitres : 1° P. aigu, 2° P. chronique.

CHAPITRE PREMIER.

PEMPHIGUS AIGU.

Le P. aigu est une phlegmasie cutanée, bulleuse, d'une durée de trois à six semaines, se terminant géné-ralement par la guérison, et sans récidive.

Le P. aigu attaque les enfants et les adultes, il revêt quelquefois la forme épidémique. Nous en faisons pour cela trois variétés distinctes:

1° Pemphigus aigu des nouveau-nés;

2° P. épidémique;

3° P. aigu des adultes.

Are. I. — Pemphigus des nouveau-nés.

Le P. des nouveau-nés, P. *neo-natorum*, est une maladie bulleuse de la peau, qui se déclare sur un nou-veau-né, soit au moment de la naissance, soit dans les premiers jours qui suivent la naissance.

Cette affection n'a été spécialement mentionnée qu'à

la fin du xvii° siècle, et c'est à Samuel Ledelius qu'on en doit la première observation (*vesicula servra in fœtu ?*) (1).

Peu de maladies ont suscité autant de discussions que le **P.** des nouveau-nés. Aujourd'hui encore les opinions sont partagées. Tandis que Wichmann, Paul Dubois, Depaul, Bouchut, Cazenave, Trousseau, etc., déclarent que le P. *neo-natorum* a pour cause le vice syphilitique, qu'il est le signe pathognomonique de la syphilis, Valleix, Gibert soutiennent que ce pemphigus n'a pas une cause spécifique. Ricord et Diday regardent cette affection comme la manifestation d'une cachexie particulière survenue chez le fœtus sous l'influence de la syphilis de la mère. Enfin, Bazin, Hardy, Stolz, Ollivier et Ranvier (2), distinguent deux espèces de P. des nouveau-nés, l'une syphilitique et l'autre non. A l'exemple de ces derniers auteurs nous admettons deux espèces de P. des nouveau-nés : Le P. syphilitique et le P. simple.

§ I. — P. des nouveau-nés, syphilitique.

Le P. syphilique, nommé aussi pemphigus malin, pemphigus grave, P. mortel, P. congénital, reconnaît pour cause la syphilis de la mère.

Paul Dubois dit que le début de cette maladie commence le plus souvent pendant la vie intra-utérine, d'autres fois, quelques heures, ou deux ou trois jours après la naissance. Dans la très-grande majorité des cas, c'est deux ou trois jours après la naissance que se développe l'éruption aux mains et aux pieds. On ne

(1) Miscellanea, sive ephemerides academæ naturæ decuria II, anno 1683, obser. 33.
(2) Loc. cit.

peut invoquer ici la faiblesse congénitale, l'insuffisance de la nourriture pour expliquer ce P. plantaire et palmaire; en effet, Ollivier et Ranvier, sur près de 4,000 enfants abandonnés à l'Hospice des Enfants-Trouvés, ne l'ont observé qu'une seule fois, et cependant ces pauvres petits êtres sont chétifs, amaigris, et il leur manque souvent des nourrices.

Ainsi donc, pour nous, le P. des nouveau-nés qui occupe les mains et les pieds est de nature syphilitique.

Mais les auteurs qui, n'ayant pas trouvé en pareil cas d'antécédents syphilitiques chez les parents de l'enfant, en ont conclu que le P. n'était pas spécifique, sont-ils bien sûrs que leur bonne foi n'a pas été surprise? Les médecins habitués à rencontrer de temps en temps des chancres en pleine évolution chez des individus qui soutiennent énergiquement ne rien avoir, savent quelle créance on doit accorder aux dénégations les plus formelles de gens ignorants ou intéressés.

Nous-même avons observé un cas de P. palmaire et plantaire chez un nouveau-né dont la mère ne présentait aucun cas de syphilis. Cette femme niait aussi avoir eu la vérole. Mais le médecin qui lui avait donné antérieurement des soins, étant venu dans le service de M. Hardy, reconnut son ancienne cliente, et nous apprit qu'il l'avait soignée pour des accidents secondaires.

Le P. est la première lésion syphilitique qui apparaît chez l'enfant après la naissance, à moins que celui-ci ne présente déjà en naissant des manifestations syphilitiques congénitales.

Les autres accidents syphilitiques, au contraire, n'apparaissent que six, dix, douze semaines après la naissence. Mais ce n'est pas une règle sans exception.

Les bulles du P. syphilitique des nouveau-nés se développent rapidement et ont une durée très-courte (trois jours). Leur couleur est jaune, puriforme. Elles sont entourés d'une auréole bleuâtre et elles se dessèchent sans laisser d'ulcérations. Si les extrémités sont leur siége habituel, il arrive, quoique très-rarement, que des bulles existent sur d'autres points du corps.

Enfin cette éruption est accompagnée ou non de fièvre.

DIAGNOSTIC.

Le P. syphilitique des nouveau-nés est très-facile à connaître par le siége, la forme, la marche de l'éruption bulleuse.

Le siége (mains et pieds) et le volume des bulles distingue cette variété de P. de la variole ordinaire et et même bulleuse des auteurs.

La forme bulleuse, la marche rapide, le dessèchement sans production d'ulcère et sans cicatrice, la différencient de la syphilide pustuleuse.

Le volume des bulles, leur siége, le contenu, les commémoratifs, le distingnent de l'ecthyma.

Nous ne parlons pas du diagnostic d'avec la syphilide bulleuse, car nous nous retranchons derrière l'autorité de Bazin, Gilbert et Hardy, pour ne pas admettre l'existence de cette maladie.

A l'art. P. simple des nouveau-nés nous verrons les différences qui nous ont fait admettre deux divisions dans le P. des nouveau-nés.

Disons enfin que le P. se distingue facilement du soulèvement épidermique qu'on observe chez les enfants morts dans la cavité utérine. Ce ne sont pas des bulles limitées, mais bien de larges phlyctènes sans traces de phénomènes inflammatoires, que produit la macération de l'épiderme.

Pour les détails d'anatomie pathologique nous renvoyons à ce qui a été dit sur ce sujet dans la première partie de ce travail, et nous résumons ces lésions en congestions du derme, formations de bulles, épanchement du liquide albumino-fibrineux et formation du pus.

Mais nous signalerons comme altérations spéciales à cette variété de P. les lésions du thymus et des poumons, lésions décrites par P. Dubois (1) et Depaul, et qu'ils regardent comme signes certains d'une syphilis profonde. Ollivier et Ranvier ne les ont pas observées. Nous n'avons pas trouvé cette altération chez un enfant dont nous avons pu faire l'autopsie.

Gubler a signalé une altération du foie. D'autres ont rencontré l'augmentation des capsules surrénales. Ollivier et Ranvier ont souvent observé cette dernière altération.

Si le nombre et le volume des bulles sont variables, la marche est toujours rapide, et la terminaison, généralement fatale, arrive plus ou moins rapidement après la naissance.

Le P. provoque quelquefois l'avortement, ou la mort de l'enfant dans le sein de la mère.

Le P. des extrémités étant admis comme syphilitique, il reste à savoir à quelle période de la syphilis il appartient.

(1) Gazette médicale, 1856, p. 391.

Bassereau, Diday et Ricord, admettent que les accidents syphilitiques qui se manifestent sur un enfant au moment de sa naissance se rattachent aux accidents que présentaient le père ou la mère au moment de la conception, sauf quelques exceptions.

D'autres observateurs, Dubois, Depaul, Ollivier et Ranvier, ont trouvé des lésions tertiaires chez des enfants dont la mère n'a été infectée qu'après la conception.

Peut-être l'habitat utérin a-t-il une influence particulière sur la marche rapide des accidents syphilitiques des nouveau-nés???

Peut-être le père portait-il des accidents tertiaires au moment de la fécondation, tandis que la mère était saine ou ne portait que des accidents secondaires???

Ce sont là des hypothèses que nous donnons pour ce qu'elles valent, car cette question demande de nouvelles observations.

PRONOSTIC. — Nous avons déjà dit que le pronostic est très-grave.

TRAITEMENT. — On donne généralement l'iodure de potassium à la nourrice, pendant qu'on donne à l'enfant la liqueur de Van Swieten ou le proto-iodure de mercure.

Trousseau, par exemple, donnait 1 gramme par jour de liqueur de Van Swieten à l'enfant, et, de plus, il lui faisait prendre des bains contenant chacun 5 grammes de sublimé; en même temps il donnait 1 à 3 grammes d'iodure de potassium à la nourrice.

M. Hardy administre le mercure sous une forme beaucoup plus commode.

Il fait faire des frictions avec 1 gramme d'onguent mercuriel, un jour sur un bras, un jour sur l'autre, le surlendemain sur une cuisse, les jours suivants sur l'autre cuisse, la poitrine, le dos, puis il revient aux bras. En même temps il administre un traitement général à la mère.

Nous avons vu ce traitement réussir dans le P. et amener une amélioration très-rapide dans les syphilides des enfants à la mamelle, aussi le préférons-nous aux bains de sublimé, que nous ne croyons pas devoir employer contre le pemphigus des nouveau-nés.

On comprend facilement qu'il ne faut pas faire teter une nourrice saine par un enfant atteint de P., qui a des plaques muqueuses au lèvres. Il convient aussi d'attendre la guérison du P. pour le vacciner, et l'on ne doit pas recueillir sur cet enfant du vaccin pour inoculer d'autres personnes que l'on voudrait préserver de la variole.

OBSERVATION Ire.

Phemphigus syphilitique.

Une femme, âgée de 26 ans, entre, le 23 octobre 1868, à l'hôpital Saint-Louis, salle Saint-Ferdinand, n° 6, service de M. Hardy. Elle accouche, deux heures après son entrée, d'une fille petite et maigre qui ne tarda pas à présenter tous les signes du P. syphilitique des extrémités.

Cette femme nous raconte qu'elle n'a jamais fait de maladie sérieuse. A l'âge de 21 ans, elle a eu pour la première fois un bouton aux parties génitales. M. le Dr Hauregard, qui lui a donné des soins à cette époque, nous a appris qu'elle portait alors des accidents secondaires et qu'il a prescrit un traitement spécifique que la malade a suivi pendant six mois.

Depuis ce temps, la malade ne s'est aperçue d'aucune autre manifestation syphilitique, si ce n'est d'une angine qu'elle a eue à l'âge de 23 ans et qui a guéri par un traitement spécifique. A cette même époque (23 ans), elle devient enceinte et accouche d'une fille assez forte qui meurt au bout de six semaines. Nous ne pouvons obtenir de renseignements sur la maladie qui a fait périr cet enfant.

X... devient enceinte une seconde fois à 24 ans, et elle accouche d'un garçon plus fort que sa première enfant. Le père de ce second enfant, qui est aussi celui du premier, continue à jouir d'une bonne santé.

Le petit garçon est envoyé en nourrice. A l'âge de 2 mois, il présente sur tout le corps une éruption boutonneuse que sa nourrice appelle la rifle, éruption qui ne dure pas moins d'un mois, et il meurt de sa rifle.

En février 1868, X... s'aperçoit qu'elle est encore enceinte, et elle vient accoucher à l'hôpital Saint-Louis le 23 octobre. Cet accouchement, comme les deux précédents, n'a rien présenté de particulier. Ce troisième enfant est une fille qui prend bien le sein et ne paraît pas malade.

Au bout de trois jours, le 28 octobre, la mère remarque des taches rouges sur les mains et la plante des pieds de son enfant.

Le 27. Les taches rouges sont agrandies.

Le 28. Des bulles commencent à se former sur les mains.

Le 29. Des bulles se forment à la plante des pieds, au milieu des taches rouges.

Le 30. Le diagnostic n'est plus douteux. M. Hardy déclare que c'est bien là un pemphigus syphilitique.

Aux mains, les bulles sont assez nombreuses ; l'on en trouve de toutes les dimensions, depuis celle d'une lentille jusqu'à celle d'une pièce de 20 centimes. Plusieurs sont déjà desséchées, et celles qui se trouvent sur la face palmaire sont plus petites que celles que l'on voit sur la face dorsale.

Les bulles qui occupent les doigts sont situées sur les parties latérales de chaque doigt, au niveau des articulations métacarpo-phalangiennes et phalangiennes.

Les croûtes sont minces, d'un jaune sale, et adhèrent par leur centre, tandis que leurs bords sont soulevés.

Enfin ces bulles, comme celles des pieds, sont entourées d'une aréole bleuâtre caractéristique, et l'on n'en voit pas une seule au-dessus du poignet.

Aux pieds, nous remarquons que l'éruption est plus abondante à la face plantaire qu'à la face dorsale. Ces bulles sont plus grosses que celles des mains. Leur forme est arrondie ou ovalaire, leur dimension est celle d'une pièce de 20 centimes ou même d'un gros haricot blanc ; elles renferment un liquide trouble, jaunâtre, puriforme. Il y a aussi de petites bulles sur les côtés des orteils, et l'on en voit une grosse sur la malléole externe droite. Toutes sont entourées d'un cercle bleuâtre et pas une ne dépasse le niveau supérieur des malléoles.

Les autres parties du corps, examinées attentivement, n'ont rien présenté à noter. La petite malade n'a pas cet enchifrènement qu'on rencontre chez les enfants syphilitiques, pas de plaques muqueuses ni aux parties génitales ni aux lèvres.

M. Hardy ordonne des frictions avec l'onguent mercuriel.

1er novembre. L'état général s'aggrave, l'enfant ne prend plus bien le sein, se congestionne facilement, la face prend une teinte asphyxique, l'éruption n'est pas sensiblement modifiée.

Le 2. L'enfant est plus malade ; elle a du coryza, respire difficilement par le nez, qui est presque bouché par des mucosités (coryza syphilitique des enfants).

Le 3. Sur la partie postérieure des cuisses apparaît une éruption sans caractère particulier. On trouve deux bulles sur la lèvre inférieure et une seulement sur la lèvre supérieure. Toutes les autres bulles sont desséchées : les squames qui les recouvrent sont jaunes, surtout à la plante des pieds, où elles ont un aspect de cuir neuf.

Le 4. Amaigrissement considérable, persistance du coryza, rougeur du nez et de la lèvre supérieure, difficulté de plus en plus grande de la succion. Elle a vomi, son ventre s'est un peu ballonné, et elle avait un aspect particulier.

Bien qu'il ne survienne pas de nouvelles bulles et que l'on n'ait pas interrompu le traitement, l'enfant s'éteint le 5 novembre, après être restée deux jours sans pouvoir prendre le sein.

L'autopsie, faite en présence de M. Hardy, nous a fait voir les lésions suivantes :

Les bulles des pieds et des mains sont affaissées et desséchées.

Le thymus et les poumons ne présentent rien de particulier ; il y a un peu de mucosité dans les bronches.

Rien au cœur.

Le foie paraît jaunâtre dans tout le pourtour de son bord inférieur. A la coupe, on trouve que, sur ce bord, la capsule de Glisson est notablement hypertrophiée ; et M. Ranvier a trouvé au microscope un grand nombre de cellules graisseuses pour toute altération.

Le feuillet péritonéal qui enveloppe la rate présente une altération semblable.

Les anses intestinales, que l'on sépare en déchirant de minces filaments celluleux, laissent voir à leur insertion mésentérique une sérosité purulente, signe non équivoque d'une péritonite aiguë, maladie que l'on observe très-rarement chez les nouveau-nés.

Ces résultats ne concordent guère avec ceux qui ont été donnés par certains auteurs, et notamment par P. Dubois. Mais, si nous n'avons observé ni la suppuration du thymus, ni les altérations décrites dans les poumons, le foie, la rate, les reins, nous reconnaissons qu'il ne suffit pas d'un fait pour infirmer une assertion scientifique.

Cette observation nous montre une femme vérolée depuis cinq ans (car elle n'a pas eu d'autres accidents que ceux pour lesquels le D⁰ Hauregard l'a soignée), qui accouche au bout de ce temps, malgré un traitement rationnel, d'un enfant qui a la vérole.

Nous n'hésitons pas à croire que les deux premiers enfants sont morts de la même maladie et nous nous croyons autorisé à conclure que cinq ans ne suffisent pas pour dépurer le sang du virus syphilitique.

L'absence d'accidents chez la mère est-elle due à l'élimination du virus par le produit de la conception ?

Observation II.

Pemphigus syphilitique des extrémitités, chez un nouveau-né.

(Communiquée par M. le docteur Tierry.)

Aglaé L..., âgée de 20 ans, blanchisseuse, entrée le 20 juillet 1867 à l'hôpital Saint-Louis, dans le service de M. Hardy (salle Saint-Ferdinand, n° 8).

Cette fille vit depuis quatre ans avec le même amant, dont elle a eu déjà deux enfants. Elle a toujours joui d'une bonne santé, n'aurait jamais eu de maladie syphilitique ou vénérienne, pas de prurit vulvaire, pas de leucorrhée abondante, pas de maux de gorge, d'alopécie, de douleurs ostéocopes, pas d'éruption cutanée. Aujourd'hui on ne trouve sur elle aucun signe d'infection constitutionnelle, ni syphilide pigmentaire, ni plaques muqueuses ; les ganglions sont peu développés.

Elle est accouchée pour la première fois, il y a dix-neuf mois, d'un enfant à terme, mort-né ; pour la deuxième fois, il y a onze mois, d'un enfant venu à six mois également mort-né. La troisième grossesse s'est bien passée ; un peu de leucorrhée dès les premiers mois ; les mouvements du fœtus ont été perçus tous les jours à partir du commencement du cinquième mois. Elle accouche à terme, après un travail de six heures, le 21 juillet, à trois heures du matin, d'une fille pesant 3,270 grammes, sur laquelle on observe :

1° A l'extrémité du lobule du nez, une bulle incomplétement développée ; l'épiderme est blanchâtre, ridé, soulevé par une petite quantité de sérosité ; le derme est d'un rouge vif ; pas d'aréole spéciale périphérique.

2° A l'extrémité des membres, sur la face dorsale des mains, des ongles au poignet, sur la face dorsale des pieds jusqu'à l'articulation tibio-tarsienne, le derme à nu, tendu, luisant, humide, d'un rouge vif aux points ecchymotiques, çà et là, sans ulcération ; le tissu cellulaire sous-cutané est œdématisé. Sur la limite supérieure on trouve des lambeaux d'épiderme macéré et en partie détaché, et à côté des vésicules et des bulles peu volumineuses remplies par une sérosité légèrement trouble.

Même éruption à la partie antérieure des deux jambes, l'épiderme est assez épais, rugueux et soulevé çà et là par un liquide citrin formant des vésicules grosses comme une tête d'épingle et des bulles régulièrement arrondies reposant sur un derme injecté.

Pas de coryza ; rien à la vulve ni aux autres orifices.

Allaitement, frictions sur une partie du tronc avec 5 grammes d'onguent napolitain ; emmaillottement des extrémités supérieures et inférieures avec la toile vulcanisée.

Le 22. L'enfant a pris le sein, a crié pendant une partie de la nuit ; son poids est descendu à 3,220 grammes. La bulle de l'extrémité du nez est moins saillante ; le liquide se résorbe ; l'amélioration existe aussi aux jambes. Même état des mains et des pieds ; la rougeur est livide, avec taches hémorrhagiques ; le tissu cellulaire sous-cutané est toujours infiltré.

Frictions mercurielles sur une autre partie du tronc.

Le 23. Agitation et cris depuis hier ; l'enfant prend difficilement le sein et ne pèse plus que 3,150 grammes.

Sur la bulle du nez, l'épiderme est plissé et ridé, mais appliqué sur le derme ; la peau de la partie antérieure des jambes est rugueuse, un peu épaissie, ne présente plus de vésicules ni de bulles. Aux extrémités supérieures et inférieures, le derme est moins rouge, toujours humide et luisant ; la tuméfaction est peut-être moins considérable.

Mêmes prescriptions.

Le 24. L'enfant est toujours agité, prend à peine le sein, vomit le lait de la mère et le lait coupé qu'on lui donne à boire dans l'intervalle des tetées ; amaigrissement notable ; rides de la peau du front, aspect sénile ; poids descendu à 3,040 grammes. La langue est rouge et humide ; pas de muguet ; les selles sont verdâtres.

Depuis hier soir, un peu de coryza, écoulement séro-sanguinolent par la narine ; croûtes brunâtres à l'entrée des fosses nasales ; leucorrhée purulente peu abondante ; elle a perdu un peu de sang par la vulve.

L'épiderme de l'extrémité du nez est tombé, remplacé par un nouvel épiderme recouvrant le derme cicatrisé. Les jambes sont dans le même état ; aux extrémités le derme est moins rouge, présente çà et là des îlots cicatriciels ; le gonflement est moins prononcé.

Mêmes prescriptions.

Le 25. Amaigrissement extrême, face ridée, aspect sénile, cris plaintifs et faibles ; poids, 2,930 grammes.

La langue est rouge ; l'enfant n'a pris qu'une seule fois le sein depuis hier et a vomi tout ce qu'on lui a donné à boire ; les vomissements sont verdâtres ; les selles sont également verdâtres et aqueuses.

Le coryza est dans le même état ; écoulement muco-sanguinolent ; croûtes brunâtres, épaisses à l'orifice des fosses nasales ; leucorrhée purulente peu abondante. Amélioration des mains et des pieds ; le derme est toujours rouge, mais d'une teinte moins foncée; il est presque entièrement cicatrisé, recouvert d'un nouvel épiderme; le tissu cellulaire sous-cutané n'est ni induré ni tuméfié. Rougeur érythémateuse sur le tronc, au niveau des parties frictionnées.

Le 26. L'enfant a refusé depuis hier toute espèce de nourriture; il présente sur la partie droite de la marge de l'anus une saillie légère, pleine, arrondie, recouverte par un épiderme blanchâtre, entourée par une zone d'un rouge foncé.

Il s'éteint à dix heures et demie du matin.

A l'autopsie, le foie, la rate, les reins, les poumons, ne sont le siége d'aucune altération appréciable à la vue ou au microscope. On trouve seulement une suppuration du thymus. Le thymus a sa coloration normale, mais il est plus ou moins résistant; sa grande cavité et les cavités secondaires sont remplies par un liquide jaunâtre, opaque, purulent; le tissu cellulaire qui double la membrane épithéliale de ces cavités est rouge, injecté, légèrement épaissi.

Quant au père de l'enfant, depuis quatre ans qu'il est avec cette femme, il n'aurait eu aucune manifestation de nature syphilitique.

§ II. — Pemphigus simple des nouveau-nés.

On l'appelle encore P. non syphilitique, P. bénin.

Cette maladie se développe chez le nouveau-né et on l'observe depuis le deuxième jusqu'au sixième jour après la naissance. Elle est caractérisée par la formation de bulles plus ou moins nombreuses qui occupent le corps et par ordre de fréquence la tête, le visage, la poitrine, le dos et enfin le ventre.

Cette variété de P. n'a rien de particulier au point de vue symptomatique et anatomo-pathologique ; aussi ce que nous avons dit en parlant du P. en général trouverait encore ici sa place si nous voulions nous répéter.

Le P. aigu simple des nouveau-nés peut être accompagné dans quelques cas cas d'une fièvre assez intense (P. simple fébrile). Quoi qu'il en soit, sa marche est rapide, car il ne dure pas plus de deux à quatre semaines, et la guérison est sa terminaison habituelle.

Diagnostic. — Nous insisterons surtout sur le diagnostic avec le P. syphilitique.

Le P. syphilitique a pour siége constant les extrémités (pieds et mains) des nouveau-nés. Le P. simple occupe le corps des petits malades.

Le P. syphilitique est souvent accompagné d'autres manifestations syphilitiques qui ne coïncident pas avec le P. simple.

On trouve des antécédents syphilitiques chez les parents dans le cas de P. syphilitique ; on n'en trouve pas dans le cas de P. simple.

Le P. syphilitique est généralement grave (presque toujours mortel) ; le P. simple est sans gravité.

Les bulles du P. syphilitique sont d'un jaune foncé, entourées d'une aréole bleuâtre ; celles du P. simple sont d'un jaune clair, et leur aréole est d'un rouge écarlate.

Enfin, le mercure améliore, guérit même quelquefois le P. syphilitique ; il retarde, il augmente même le P. simple.

Traitement. — Il est inutile de droguer les petits malades. On se borne à saupoudrer les bulles, à ne pas exposer les malades au grand air et à éviter les frottements qui déchirent intempestivement les bulles.

On peut donner la solution arsenicale à la nourrice pour la soutenir, elle, et par son lait chargé d'arsenic hâter la guérison quand le P. est arrivé à la période squameuse.

OBSERVATION III.

Pemphigus simple des nouveau-nés.

Joséphine V..., couturière, âgée de 20 ans, primipare, entre le 20 juillet pour accoucher à l'hôpital Saint-Louis. Elle accouche le lendemain 21, salle Saint-Jean, n° 74, service de M. Hardy, d'une fille assez forte qui est venue naturellement. Cette enfant ne présente rien de particulier sur le corps.

Quatre jours après la naissance (le 25), nous apercevons, sur les paupières, de petites bulles de la grosseur d'une tête d'épingle; nous trouvons aussi des bulles de dimensions variables sur le cuir chevelu, il y en a de grosses comme une lentille, comme une noisette; enfin, on en voit autour des oreilles, toutes sont blanchâtres ou légèrement jaunâtres.

On examine la mère et l'on ne trouve aucune trace d'accidents syphilitiques. De plus, Joséphine V. nous assure que le père de l'enfant, comme elle, n'a jamais été et n'est pas malade. M. Hardy dit : pemphigus simple des nouveau-nés, pronostic favorable traitement : poudre d'amidon pour recouvrir les bulles.

Le 28. Les bulles des paupières sont guéries, les bulles de la tête sont desséchées. Sur le cuir chevelu on ne distingue pas bien l'aréole et les croûtes qui emprisonnant les cheveux, mettront plus de temps pour tomber.

Le 31. Il ne reste que trois bulles sur la tête, les autres se sont rompues et se sont desséchées. L'enfant tette bien, l'état général est bon.

2 août. Il n'y a qu'une bulle sur la tête, toujours rien sur le reste du corps. Le sein gauche de l'enfant est tuméfié, le tissu cellulaire sous-cutané est enflammé, il s'est formé une tumeur aussi grosse qu'une noix.

Le 3. La fluctuation est évidente, il y a un abcès que M. Hardy ouvre avec une lancette. L'enfant a la fièvre.

Traitement. Ut suprà et cataplasme de fécule sur l'abcès ouvert.

Disons en passant que ces abcès sont assez fréquents chez les nouveau-nés (qu'on les observe dans la région du sein ou dans toute autre), et qu'ils ne se rattachent pas au P.

Le 7. L'abcès du sein n'est pas encore guéri. La fièvre est un peu tombée.—Continuer poudre d'amidon sur les bulles et cataplasme de fécule sur l'abcès.

Le 9. Il s'est formé un furoncle à la plante du pied droit. — Prescription : *ut suprà* et cataplasme sur le furoncle, vin de quinquina pour la mère.

Le 11. Presque plus de croûtes à la tête. L'abcès va beaucoup mieux, le furoncle est moins rouge. — Même traitement.

Le 12. Plus de squames, l'abcès est presque guéri.

Le 13. Guérison. Exeat.

Art. II. — Pemphigus épidémique.

L'épidémicité du P. a été signalée depuis longtemps. On a même décrit plusieurs épidémies.

C'est ainsi que le professeur Wytely-Stokes, de Dublin, sous le nom de *P. gangrenosus*, a décrit une épidémie qui régnait en Irlande. Ce P. attaquait les enfants de 3 à 8 ou 9 ans, et surtout les sujets indigents.

L'épidémie de P. helveticus, observée par Langhaun, en Suisse, a duré tout l'été de 1752.

Thiéry a décrit une épidémie de P. des camps.

Ces trois épidémies étaient accompagnées de phénomènes ataxo-adynamiques.

Gilibert et Sauvage pensent que le P. a régné épidémiquement en 1628 dans les Indes orientales.

La fièvre vésiculaire de Macbride, qui régna épidémiquement dans le comté de Wichlow, en 1766, n'était autre qu'un P. épidémique.

Enfin, Rougnon (de Montpellier), au milieu de la constitution biliaire de 1783, a observé une épidémie de Pemphigus.

Nous terminons ce chapitre en citant dans son entier une note très-intéressante, communiquée à la Société médicale des hôpitaux, le 24 janvier 1868, par M. le Dr Hervieux, médecin de la Maternité.

« Il existe depuis plusieurs mois à la Maternité une épidémie de pemphigus qui m'a paru présenter un certain intérêt, non-seulement au point de vue des caractères anatomiques de l'éruption, mais encore et surtout au point de vue de l'épidémicité.

« En juin 1867, accouchait à la Maternité la femme

Imbs, primipare. Son enfant était à terme et en bon état, quoique maigre et pâle. Dans les jours qui suivirent sa naissance, il fut mal alimenté par sa mère, et sa surface cutanée devint le siége d'une éruption bulleuse assez confluente. Les bulles, petites d'abord et disséminées, s'élargirent et devinrent plus nombreuses, puis elles s'ouvrirent en laissant échapper un liquide séreux, tantôt trouble, tantôt limpide et le plus souvent jaunâtre. La dessiccation de ces bulles se faisait assez rapidement: mais une nouvelle poussée avait lieu aussitôt, d'autres bulles se développaient, et il s'en produisit ainsi sur tous les points du corps, excepté à la face palmaire des mains et à la face plantaire des pieds. La mère, interrogée au point de vue de la syphilis, ne présenta rien d'inquiétant. Rien de suspect non plus du côté du père, au dire de cette femme.

« Notre accouchée étant devenue malade, l'enfant dut être allaité par une nourrice. Dès qu'il eut été transporté à la crêche, plusieurs enfants de nos nourrices, jusque-là bien portants, furent atteints d'une éruption exactement semblable à celle dont l'enfant Imbs était couvert. Ceux-ci furent traités des le début par des bains amidonnés, auxquels on substitua des bains alcalins, en même temps qu'on faisait prendre à l'intérieur du sirop antiscorbutiqne.

« Malgré ces soins, la guérison se faisait longtemps attendre. Le mal durait un mois, six semaines, deux mois et plus.

« Les premiers enfants n'étaient pas encore délivrés de leur éruption que d'autres furent affectés de la même manière, et comme leurs aînés, mirent beaucoup de temps à guérir. Souvent même ils quittaient l'hôpital avec leur exanthème bulleux.

« L'épidémie se généralisa si bien dans la maison, qu'à un moment donné, presque tous les enfants, non-seulement de la crèche, mais des infirmeries et des salles de valides, payèrent leur tribut à l'affection exanthématique.

« En octobre dernier, l'épidémie semblait toucher à son terme, lorsqu'un enfant dont la mère offrait des végétations nombreuses aux organes génitaux, mais ne paraissait avoir d'ailleurs aucun antécédent syphilitique, fut affecté comme l'enfant Imbs d'un pemphigus généralisé, avec cette différence que les bulles étaient beaucoup moins larges et ressemblaient plutôt à des pustules qu'à des bulles. Il en fut entièrement couvert, ce qui ne l'empêcha pas de prospérer tout le temps que dura son allaitement par une nourrice.

« A dater de ce moment, une recrudescence épidémique eut lieu ; d'autres enfants furent atteints, et depuis cette époque, nous n'avons jamais cessé de voir chaque semaine se produire quelques nouveaux cas.

« Depuis le mois de juin 1867 jusqu'à la fin de janvier 1868, le nombre des enfants atteints par le pemphigus épidémique peut être porté sans aucune exagération à 150.

« Dans la seule journée de 19 janvier, nous relevions 16 cas de pemphigus sur les nouveau-nés de la Maternité. Voici l'exposé très-sommaire de ces 16 cas :

« 1° Salle Sainte-Marie, n° 3. Gérard, fille, 10 jours. Bulles en voie de dessiccation. Une à la lèvre supérieure, deux à la lèvre inférieure, trois ou quatre autour du menton, trois au siége, deux petites à la face postérieure des cuisses, trois au pourtour du talon. La plupart du volume d'une lentille.

« 2° Salle Sainte-Madeleine, n°29. Maillard, fille, 7 jours. Deux ou trois bulles desséchées autour de l'ombilic, une du volume d'une lentille au niveau de l'hypochondre droit, une sur le flanc du même côté, ces dernières à l'état de vésicules.

« 3° Sainte Madeleine, n°28. Levissier, garçon, 7 jours. Trois ou quatre vésicules, grosses comme une tête d'épingles, sur le ventre, d'autres de même volume aux fesses et sur quelques points du tronc. Deux bulles desséchées au gros orteil droit.

« 4° Sainte-Madeleine, 3. Jouaux, fille, 12 jours. Deux ou trois bulles desséchées au siége du volume d'une lentille.

« 5° Sainte-Madeleine, 2. Vitos, garçon, 14 jours. Cinq ou six bulles commençantes, volume d'une grosse tête d'épingle, sur les joues et le menton.

« 6° Sainte-Elisabeth, 24. Bernard, fille, 13 jours. Deux bulles du volume d'une lentille à la face interne de la jambe droite, une desséchée à l'autre jambe.

« 7° Sainte-Elisabeth, 29. Charron, fille, 9 jours. Bulles très-volumineuses, bombées, jaunâtres d'aspect. Volume variant de celui d'une lentille à celui d'une pièce de 20 centimes, siégent sur les membres inférieurs, le cou, le tronc. Nombre incalculable.

« 8° Sainte-Elisabeth, 25. Descouchereaux, garçon, 10 jours. Large bulle desséchée au-dessous du genou droit. Deux ou trois autres au siége, du volume d'une tête d'épingle, aréole rouge. Macules sur le ventre, l'épigastre et l'aine droite provenant d'anciennes bulles desséchées et cicatrisées.

« 9° Sainte-Madeleine, 26. Jullien, fille 4 jours. Quatre bulles desséchées à la face interne de la cuisse gauche.

« 10° Sainte-Elisabeth, 2. Lemarchand, fille, 3 jours, Ophthalmie grave. Plusieurs bulles très-larges dans l'aine droite, du diamètre de 1ı2 à 2 centimètres, en voie de guérison, mais laissant à découvert le derme d'un rouge violacé.

« 11° Sainte-Elisabeth, 23. Deltomb, garçon, 7 jours. Une vésicule blanc-jaunâtre, grosse comme une tête d'épingle, à la jambe gauche.

« 12° Crèche, Martin, fille, 8 mois. Tronc couvert de macules et de croûtes desséchées, en même temps que d'une quantité innombrable de bulles et de petites vésicules, les unes à l'état d'élevures naissantes, les autres pointues, d'autres déjà sphéroïdales. Démangeaisons intolérables qui portent l'enfant à se gratter sans cesse. Près de vingt à trente croûtes sur la tête, du diamètre d'une pièce de 50 centimes, consécutives à des bulles qui se sont rompues et ont suppuré.

« 13° Sainte-Madeleine, 18. Martin, garçon, 10 jours. Larges bulles disséminées, deux ou trois au genou droit, du volume d'une lentille et en voie de dessiccation. Une à la fesse gauche, une autre au pli de l'aine, à peu près de même diamètre.

« 14° Sainte-Madeleine, 24. Biliard, garçon, 17 jours. Larges bulles desséchées au-dessus du pubis. Diamètre de 2 centimètres environ. Macules rougeâtres sur le ventre, circonscrites par l'épiderme relevé et en voie de dessiccation. Vésicules nombreuses à la face, quelques-unes grosses comme une tête d'épingle et jaunâtres, d'autres un peu plus larges avec une croûte centrale.

« 15° Sainte-Madeleine, 16. Verdon, garçon, 3 jours.

Une bulle d'un blanc jaunâtre, volume d'un petit pois, sur le ventre. Aréole rouge.

« 16° Sainte-Madeleine, 15. Lutz, garçon, 4 jours. Une bulle d'un blanc jaunâtre, volume d'un petit pois sur le ventre. Aréole rouge.

« 17° Sainte-Elisabeth, 5. Valérien, garçon, 7 jours. Tronc couvert de macules rouges, violacées, livides, ternes ou bleuâtres, succédant aux poussées bulleuses qui se sont produites successivement. Les membres inférieurs, et notamment la face plantaire des pieds, sont couverts de ces taches, avec croûtes ou épiderme desséché. Bon état d'ailleurs.

« Le relevé que nous venons de présenter suffirait, à la rigueur, pour donner une idée des caractères généraux de l'éruption. Je tâcherai cependant d'en tracer ici à grands traits une esquisse qui fera peut-être mieux saisir la physionomie de l'éruption.

« Le pemphigus épidémique, tel que nous l'avons observé, débute par de petites élevures d'apparence miliaire. Quand elles sont nombreuses à l'état naissant, on dirait d'un semis rougeâtre plus ou moins inégalement réparti sur la surface cutanée. A ces élevures succèdent de petites vésicules, d'abord transparentes, mais qui, au fur et à mesure qu'elles se développent, deviennent troubles et opaques, en même temps qu'elles perdent leur forme acuminée pour prendre la forme globuleuse.

« Arrivées à ce degré, elles s'entourent d'un petit cercle rouge; mais au bout de deux, trois ou quatre jours, plus ou moins, suivant les dimensions qu'elles acquièrent, elles se rompent et laissent échapper une sérosité tantôt citrine, tantôt lactescente, le plus souvent séro-purulente et jaunâtre.

« Le liquide une fois écoulé, l'épiderme se rétracte et laisse à découvert le derme d'un rouge-brique ou violacé. Celui-ci, au fur et à mesure des progrès de la cicatrisation, prend une teinte de moins en moins foncée, et qui finit par se confondre, ou à peu près, avec la couleur de la peau. Cependant on se rappelle qu'un grand nombre de nos jeunes sujets présentaient des macules ternes ou livides, consécutivement à la cicatrisation complète des bulles.

« Dans un certain nombre decas, la cicatrisation ne se fait pas à sec. Le derme, dépouillé de son épiderme, sécrète un liquide qui se transforme en croûte, laquelle peut devenir la cause de démangeaisons intolérables. Ce n'est pas cependant la règle.

« Le volume des bulles peut être tel qu'il dépasse 2 à 3 centimètres; mais le volume moyen de ces bulles est celui d'une lentille.

« Il ne faut guère moins d'un à deux septénaires aux bulles du pemphigus épidémique pour parcourir leur évolution. Quand cette limite est dépassée, c'est qu'il existe un état général grave, comme dans un cas que nous allons bientôt rapporter.

« La durée de la maladie est variable; mais elle est rarement moindre d'un mois à six semaines, nous l'avons vue bien des fois se prolonger au delà de deux mois.

« Un caractère de cette maladie, c'est qu'elle se produit par poussées successives et subintrantes; très-souvent même la poussée subséquente a lieu avant que la première soit entrée dans la période de dessiccation. Je ne saurais dire combien de fois il nous est arrivé de croire qu'un enfant allait guérir; mais une nouvelle poussée venait détruire l'espérance que nous avions conçue.

« Le pemphigus épidémique n'est pas grave. Tous nos petits malades ont guéri. Si l'un d'eux a succombé, c'est dans des circonstances qui ne permettent pas d'attribuer la mort à l'éruption. L'observation, au contraire, démontrera que le pemphigus a subi une influence fâcheuse de la maladie qui a déterminé l'issue fatale. Voici d'ailleurs le fait.

OBSERVATION.

Pemphigus et coryza purulent chez un nouveau-né. Mort.

« Enfant Foret, né le 1er décembre 1867, à terme, pesant 4,100 grammes. Sa mère est tombée malade le 11 décembre, et est entrée aussitôt à l'infirmerie pour un épanchement pleurétique gauche, lequel s'est compliqué, le 22, d'un œdème généralisé. Pas d'accidents syphilitiques chez cette femme.

« L'allaitement a eu lieu partie par la mère, partie à l'aide d'une nourrice. L'enfant prospérait, et le 16 décembre son poids avait atteint 4,550 grammes, lorsque l'on constata à la partie supérieure du tronc de larges bulles de pemphigus, mesurant chacune environ 2 centimètres de diamètre, et s'accompagnant d'une rougeur inflammatoire de la peau circonvoisine.

« Malgré l'emploi successif des bains de son, puis d'amidon, puis de sublimé, les bulles se multiplièrent les jours suivants, et bientôt presque toute la surface cutanée fut envahie; chacune de ces bulles était constituée par un large soulèvement épidémique, lequel emprisonnait un liquide séro-purulent. L'évacuation de ce liquide donnait lieu à l'affaissement complet de la bulle ; puis l'épiderme se desséchait, et dans les parties qui n'étaient pas exposées à trop de frottements, le derme, d'abord rouge et tuméfié, reprenait peu à peu sa couleur et son apparence normales. Mais partout où il y avait des frottements possibles, le retrait de l'épiderme laissait à nu une surface grisâtre, et il se formait un ulcère rouge à son pourtour, et pareil à une surface de vésicatoire. Dans ce cas, la guérison était plus tardive, et était précédée par la formation d'une croûte résultant de la concrétion des liquides fournis par le derme ulcéré.

« Le 23. Toutes les parties du corps, et notamment la face antérieure de la poitrine, sont parsemées d'ulcérations superficielles consécutives à des bulles de pemphigus, ulcérations dont le diamètre varie de 1 à 3 centimètres, de formes variables, irrégulières, mais en général rondes ou ovoïdes, d'aspect grisâtre, à bords taillés comme à l'emporte-pièce, quelques-unes encore couvertes d'une portion d'épiderme, d'autres d'un rouge vif, d'autres violacées et en voie de réparation.

« Indépendamment du tronc, le cou, les membres supérieurs et inférieurs, mais surtout les supérieurs, les mains, les pieds, les doigts et les orteils, présentent ou des bulles en plein développement, ou les stigmates de l'éruption.

« L'enfant paraît souffrir ; il se plaint nuit et jour ; depuis quelques jours il a beaucoup perdu de son poids ; il tette moins volontiers. Il n'a ni fièvre ni diarrhée. Pendant qu'il crie, ses mains sont agitées par un grand tremblement. On ne réussit pas, ou que très-mal, à le calmer. Je prescris une cuillerée à café dans les 24 heures d'une potion de 150 grammes contenant 25 milligrammes de sublimé.

« Le 25. Les plaies de la poitrine et du ventre vont un peu mieux, mais l'enfant a beaucoup crié, et l'on a vu sortir par les narines un liquide purulent. Nous continuons le sublimé à l'intérieur. Injections d'eau d'orge miellée dans les fosses nasales.

« Le 27. Les plaies tendent à se sécher ; le cercle inflammatoire a en partie disparu ; la face est pâle ; l'enfant a perdu depuis quelques jours 220 grammes de son poids.

« Le 28. Les plaies du tronc continuent à pâlir et l'enfant a l'air de toujours souffrir. Il se plaint beaucoup et ne tette qu'avec peine. On est obligé de lui faire couler dans la bouche du lait de sa nourrice. Ni toux, ni diarrhée, garde-robes jaunes et de bonne consistance. On cesse le sublimé, on continue les injections nasales.

« Le 29. L'enfant exhale une odeur très-fétide qui paraît due à son coryza. Plaintes continuelles ; l'état général s'aggrave. Les plaies semblent guéries.

« 1er janvier 1868. Dessiccation complète de toutes les parties naguères ulcérées. Il reste encore cependant à la face externe du talon gauche une bulle du diamètre d'une pièce d'1 franc environ, contenant un liquide séro-purulent. L'enfant ne tette plus ou qu'à peine ; il n'a plus de sommeil ; plaintes incessantes, expression de souffrance, affaiblissement progressif. Rien du côté des organes thoraciques et abdominaux.

« Mort le lendemain matin, 2 janvier.

« A l'*autopsie*, l'examen des divers organes contenus dans les 3 cavités splanchniques ne nous a présenté aucune lésion appréciable. Les poumons et le foie qui devaient spécialement appeler notre attention étaient parfaitement sains.

« Les fosses nasales mises à découvert n'offraient ni ulcérations, ni fausses membranes. Mais la muqueuse qui tapisse les cornets et les méats était rouge, tuméfiée et baignée dans toute son étendue par un pus épais, jaunâtre et tenace. Nous avons laissé macérer la pièce dans l'eau pendant 24 heures, ensuite desquelles nous avons dû rechercher avec plus de soin s'il n'existait pas quelques points ulcérés. Mais cette recherche toute attentive qu'elle fût, est demeurée sans résultat.

« La mère de l'enfant est restée dans mon service jusqu'au 20 janvier, époque à laquelle elle est partie guérie de son œdème généralisé, mais non de son épanchement pleurétique. Toutefois elle était en très-bon état, avait repris du teint et de la fraîcheur et mangeait 2 portions.

« L'observation qui précède nous fournit le spécimen d'une variété de pemphigus dans laquelle le derme est susceptible de s'ulcérer et de présenter un aspect qui rappelle celui des ulcères syphilitiques : forme ronde ou ovoïde, fond grisâtre, bords taillés à pic. Mais l'absence d'antécédents syphilitiques chez la mère, d'ulcérations dans les fosses nasales et de lésions hépatiques ou pulmonaires chez l'enfant, si elles n'est pas une raison péremptoire pour écarter l'hypothèse d'une diathèse syphilitique, s'oppose cependant à ce que nous admettions d'emblée cette hypothèse dans le cas particulier.

« Le caractère contagieux de la maladie est démontré par son mode de propagation dans nos salles. Une première fois un enfant atteint de pemphigus est trans-

porté à la crèche, et aussitôt tous les enfants qui y sé-
journent sont atteints de pemphigus à un degré plus ou
moins prononcé, Quelques mois plus tard, alors que l'é-
pidémie semblait près de s'éteindre, un enfant con-
tracte l'éruption avec une extrême intensité, au point
d'avoir tout le corps couvert de bulles, et à dater de ce
moment les enfants de la même salle prennent successivement la même affection.

« J'ai tenté quelques inoculations dans le but de savoir
si la maladie était transmissible par ce moyen, et je n'ai
obtenu jusqu'à ce jour que des résultats négatifs. Une
première inoculation a été tentée sur un enfant en voie
de dépérissement par suite de faiblesse congénitale, et
aucune apparence d'élevures ne s'est manifestée sur les
points inoculés. Sur deux autres enfants bien portants,
j'ai fait à chacun 4 piqûres sur le ventre, en ayant soin
d'entourer chaque piqûre d'un petit cercle tracé par le
crayon au nitrate d'argent. Aucune éruption n'a eu lieu.
Enfin j'ai inoculé un enfant déjà atteint de pemphigus
avec le séro-pus provenant de ses propres bulles. Même
résultat négatif.

«Je n'attribue aucune importance actuelle à ces inoculations. Pour en tirer quelques déductions, il eût fallu
qu'elles fussent beaucoup plus multipliées et pratiquées
dans les conditions les plus variées, chez des enfants
vaccinés et non vaccinés, bien portants et malades,
nouveau-nés et âgés de plusieurs mois, etc., etc.

« Dans tous les cas, alors même qu'on n'eût pas réussi
dans ces diverses conditions à reproduire la maladie, on
ne devrait pas conclure à sa non-contagiosité, ces deux
termes contagiosité et inoculabilité n'étant pas identiques. »

ART. III. — PEMPHIGUS AIGU DES ADULTES.

Le P. aigu des adultes, décrit par Wilson, Plumb, Alibert, Schedel, Rayer, Fuchs, Cazenave et d'autres auteurs, est révoqué en doute par Rechl, Hebra et Hardy. Rayer, sans en nier l'existence, déclare qu'il est très-rare.

Willae n'admet par ce P. aigu et Batemann semble partager son opinion.

Bazin décrit un pemphigus de cause interne et il en fait deux espèces. La première est arthritique, elle occupe les parties découvertes et les parties sexuelles; la seconde est dartreuse pseudo-exanthématique, et se rencontre sur les grandes surfaces.

Frank place le P. aigu dans les fièvres éruptives.

Hardy considère ce P. comme une espèce d'érythème papuleux sur les papules duquel érythème se sont développées des bulbes; mais il fait observer que les bulles ne se développent que sur quelques papules.

Hébra n'en a pas observé un cas sur 80,000 malades. Probablement, dit-il, on a pris pour du P. toutes sortes de maladies de peau à forme bulleuse. Pour nous, nous adoptons entièrement cette opinion du savant dermatologiste de Vienne.

M. le Dr Albert Saintorens, a choisi l'année dernière cette variété de P., comme sujet de sa thèse.

On voit que sur ce point les opinions des auteurs varient. Les uns ont nié l'existence du P. aigu des adultes, les autres déclarent qu'il est très-rare. Enfin

des dermatologistes distingués, ont exagéré sa fréquence.

Où est la vérité? Nous laissons à nos maîtres le soin
de nous l'apprendre, mais nous croyons pouvoir répéter
que l'on a pris pour du pemphigus aigu :

1° Des maladies à forme bulbeuse (herpès, variole érysipèle, etc., Hébra). 2° L'érythème, bulleux (Hardy);
3° une phlyctène, une poussée de P. bulleux. Nous
insistons sur la possibilité de cette troisième cause
d'erreur, parce que les médecins qui soignent des
malades affectés de P. n'ont pas toujours suivi la
maladie.

Nous publions ici l'observation d'un cas de P. aigu,
la seule qu'il nous ait été donné de recueillir dans le
service de M. le professeur Hardy, pendant toute l'année 1868. Encore ce cas était-il douteux, et notre maître
professait qu'il y avait dans ce prétendu pemphigus aigu
quelque chose qui ressemblait à l'érythème papuleux.

Quoi qu'il en soit nous publions notre observation
pour donner une idée de cette variété de P. et nous renvoyons à la thèse de M. le Dr Albert Saintorens.

OBSERVATION IV.

Pemphigus dit aigu.

Le 23 juillet 1868. — Louis H..., 51 ans, peintre en
voitures, entre à l'hôpital Saint-Louis, salle Saint-Jean,
n° 22, service de M. Hardy.

A l'âge de 11 ans, il a eu un rhumatisme articulaire
aigu qui n'a pas duré moins de quinze mois, laissant
après lui des roideurs. Guéri de ce rhumatisme il entre
en apprentissage chez un peintre en voitures, et peu de

temps après il est pris de coliques qu'il attribue à la peinture dont il se servait. Cette peinture contenait, nous dit-il, de l'arsenic et du plomb. A part ces coliques, il n'a jamais eu de maladie sérieuse jusqu'à l'âge de 32 ans. A cet âge il a eu une éruption qu'il dit être semblable à celle qu'il a actuellement. Entré dans le service de Velpeau, il en est sorti guéri au bout de quatre semaines.

A 49 ans, nouvelle attaque de coliques de plomb. Aujourd'hui 24 juillet, Louis H... fatigué par des excès de travail, malade depuis six jours avant son entrée, présente sur le corps des taches rouges, brunes et même sanguinolentes, des bulles et des squames.

Les taches sont toutes accompagnées de démangeaisons, mais les taches rouges qui sont saillantes, précèdent l'apparition des bulles, tandis que celles qui sont rouge foncé sont consécutives aux bulles déjà desséchées. D'autres taches enfin, couleur de sang, ressemblent à un pétale de rose qui aurait été collé sur la peau, et elles renferment des cristaux d'hématoïdine.

Les bulles sont disséminées sur les membres et leur volume variable ne dépasse nulle part celui d'une noisette. Elles sont plus ou moins bien arrondies, et renferment une sérosité claire, quelquefois mêlée d'un peu de sang. Jamais nous n'avons trouvé cette sérosité puriforme que l'on trouve dans les autres variétés du P.

Enfin ces bulles ne durent que trois à cinq jours.

Les croûtes sont minces, blanchâtres, jaunâtres, brunâtres même; elles tombent au bout de six jours laissant des macules rouges.

Le malade n'a pas de fièvre, pas de troubles fonctionnels.

Traitement : saupoudrer le corps avec de la poudre d'amidon ; vin de quinquina.

31 juillet. Il n'existe que très-peu de bulles, et elles sont très-petites, les squames tombées laissent des macules pâles. Etat général, bon.

1er août. — L'amélioration continue et la guérison se fait de haut en bas (a capite ad calcem) comme dans la plupart des affections cutanées. M. Hardy ajoute au traitement trois bains d'amidon par semaine.

3 août. Toutes les bulles ont disparu, il ne reste que des taches couvertes de pellicules épidermiques.

Le 6. La guérison est assurée. — Exeat.

CHAPITRE II.

PEMPHIGUS CHRONIQUE.

Le P. chronique est caractérisé par des bulles d'une durée assez longue et qui se terminent par des croûtes ou des squames. Sa marche est très-lente, et partant sa durée est très-longue, trois ans quelquefois. Il se présente sous deux formes différentes, qui sont le P. bulleux et le P. chronique.

ART. 1. — DU PEMPHIGUS BULLEUX.

Comme son nom l'indique, le P. bulleux se présente sous forme de bulles qui occupent la peau et les muqueuses. D'où la division en P. externe et P. interne. Le nombre des bulles est très-variable : il y en a une ou deux dans le P. solitarius. L'affection peut être limitée, n'occuper qu'une partie du corps (P. localisé), ou bien s'étendre à toute la surface du tégument (P. généralisé). La poussée bulleuse se fait d'emblée sur tout le corps (P. spontané), ou bien les bulles apparaissent les unes après les autres (P. successif).

Le volume des bulles est presque aussi variable que leur nombre. On en trouve de grosses dans certains cas (P. à grosses bulles), de petites dans d'autres (P. à petites bulles). Enfin, ces bulles peuvent être précédées ou accompagnées de démangeaisons insupportables (P. prurigineux).

Le liquide contenu dans les bulles est quelquefois rougeâtre, sanieux (P. hémorrhagique).

Chez les jeunes filles, d'après M. Hardy, les bulles prennent quelquefois un caractère particulier qui a fait admettre à cet auteur une variété de P. qu'il appelle P. virginum.

Rappelons que M. Hardy a aussi observé un pemphigus qui revenait chez une femme à chaque grossesse, P. qui ne dérangeait en rien le cours de la grossesse et qui guérissait après l'accouchement. On pourrait appeler ce P. *pemphigus de la gestation.*

Nous devons signaler aussi le P. périodique, dont nous avons observé un cas à la consultation de M. Hardy.

Nous ne disons rien du P. syphilitique, du P. hystérique, du P. lépreux et du P. arthritique, qui pour nous sont des P. développés sur des sujets syphilitiques, hystériques, etc. Comme on le voit, le P. bulleux présente de nombreuses variétés; toutefois, nous ne nous occuperons que des plus remarquables, et nous joindrons à cette étude les observations que nous avons recueillies.

§ 1ᵉʳ. — PEMPHIGUS BULLEUX GÉNÉRALISÉ.

Cette variété se rencontre souvent; mais si l'éruption bulleuse occupe ordinairement toute la surface cutanée, elle épargne quelquefois la face, le cou, la paume des mains, la plante des pieds. Dans la plupart des cas, surtout quand la maladie est avancée, elle coïncide avec une éruption pemphigoïde que l'on observe sur une ou plusieurs des muqueuses conjonctivale, buccale et gastro-intestinale.

Comme les autres variétés de P., le P. bulleux généralisé est fébrile ou apyrétique.

La durée moyenne est de trois mois à un an.

OBSERVATION V.

P. bulleux généralisé.

Le nommé Jean J..., 54 ans, employé de commerce, entre, le 16 janvier 1868, à l'hôpital Saint-Louis, salle Saint-Jean, n° 45, service de M. Hardy.

Il ne s'est pas aperçu que sa mère ait été malade, mais il dit que son père a une espèce de dartre.

A l'âge de 14 ans, Jean J... a eu « beaucoup de clous sur le corps, » et principalement sur les fesses. Pendant deux ans il a eu de ces « clous. »

Depuis cette époque il n'a pas eu d'autres maladies.

Au mois d'août 1867, il s'aperçoit qu'il est couvert de taches rouges sur le ventre, la jambe gauche, puis sur les parties génitales. Ces taches ne tardent pas à se surmonter de bulles; enfin, un peu plus tard, l'éruption occupe tout le corps.

État actuel : Jean J... est vigoureusement charpenté, il paraît être très-robuste et de bonne constitution. La peau, des pieds à la tête, est couverte par une éruption bulleuse et des taches rouges de toutes dimensions.

Les bulles sont plus nombreuses aux membres inférieurs, elles sont arrondies pour la plupart et grosses les unes comme une noisette, les autres comme une petite noix. On trouve une matière séreuse, claire dans celles-ci, trouble dans celles-là. La peau qui les sépare est parfaitement saine. Sur les jambes, les bulles renferment de la sérosité mêlée avec du sang, et ce sang commence à suinter lorsque les bulles se déchirent, suintement qui augmente surtout quand le malade marche, et qui a fait donner à la maladie le nom de *P. hémorrhagique*, d'après quelques auteurs.

Notre malade ne présente rien à noter comme état général, il n'a pas même de la fièvre.

Prescription : une cuillerée par jour de sirop d'iodure de fer, macération de quinquina, et saupoudrer le corps avec de la poudre de quinquina.

15 février. Même état ; l'éruption est accompagnée de démangeaisons.

Une cuillerée à soupe de solution arsenicale (solution titrée de M. Hardy). — Mêler de la poudre d'amidon à la poudre de quinquina, le reste *ut supra*.

Le 25. Amélioration. Les bulles sont desséchées.

Le 30. Il ne s'est pas produit de nouvelles poussées. Les bulles sont desséchées, surtout celles des membres supérieurs ; celles du tronc commencent aussi à se dessécher. — Rien de particulier. — Deux cuillerées de solution arsenicale et le reste *ut supra*.

10 avril. Les squames qu'avaient formées les bulles

sur les membres supérieurs sont tombées. A leur place on ne voit que de petites érosions ou des macules roses. — Les bulles des membres inférieurs se dessèchent.

Le 17. Les bulles des membres inférieurs sont desséchées; les croûtes qui se trouvaient sur le corps sont tombées; il y a un peu de démangeaison.

Le 25. La peau est à peu près partout débarrassée des croûtes; il ne reste que des macules, dernières traces des anciennes bulles.

Le 30. Jean J... est guéri. Exeat.

C'est là une observation type de pemphigus bulleux généralisé. La maladie, sans aucune complication, a duré six mois, et le malade a guéri par la médication arsenicale.

Observation VI.

Pemphigus généralisé à petites bulles.

Le 30 mai, Marie P..., 47 ans, entre à l'hôpital Saint-Louis, salle Saint-Jean, n° 10, service de M. Hardy.

Elle est mariée et habite plus souvent la campagne que Paris. Elle n'a fait aucune maladie sérieuse avant l'âge de 41 ans, époque à laquelle elle est entrée à Saint-Louis, salle Saint-Thomas, pour une éruption dont elle ignore la nature. L'examen le plus superficiel fait promptement reconnaître que la malade a été soignée à Saint-Thomas pour une affection syphilitique, dont elle porte les marques indélébiles.

Au commencement d'avril 1868, Marie P... a eu un abcès à la région du cou et s'est empressée d'y appliquer un vésicatoire « pour tirer l'humeur. »

Après l'application de ce vésicatoire apparaît une

eruption, d'abord sur le cou, puis sur le tronc. La malade prend de la tisane de chicorée sauvage; mais elle ne peut pas continuer ses occupations, elle entre à l'hôpital.

Le lendemain de son entrée, nous trouvons une femme maigre, anémique et très-affaiblie. La peau est couverte de petites bulles, il n'y a que la tête et les mains qui sont intactes. Ces bulles auraient pu être confondues avec des pustules d'ecthyma; les unes sont de la grosseur d'une grosse tête d'épingle, les autres atteignent le volume d'une noisette. Elles renferment un liquide clair pour la plupart, liquide qui est trouble, au contraire, dans les bulles déjà un peu anciennes.

La forme de ces bulles est ronde ovulaire et irrégulière. On trouve, en outre, des bulles desséchées sur le corps. Enfin, la malade a un peu de fièvre le soir.

Prescription : 10 gouttes de perchlorure de fer à l'intérieur, poudre de quinquina à l'extérieur.

5 mai. Même état. Très-peu de bulles nouvelles se sont formées.

Le 10. Les bulles sont desséchées et ont formé des croûtes un peu brunâtres ou jaunâtres; on trouve même des croûtes grisâtres, assez adhérentes à la peau.

Deux bulles se formaient sur les ailes du nez; la malade se plaint de démangeaisons revenant surtout le soir et s'accompagnant d'une augmentation de la fièvre.

Prescription : 0,50 de sulfate de quinine en deux pilules et le reste *ut supra.*

14 mai. La fièvre a disparu; mais Marie P... est affaiblie; l'appétit ne revient pas, et cependant les bulles se dessèchent de jour en jour.

Supprimer le sulfate de quinine, continuer le reste *ut supra.*

Le 22. Peu de bulles. — Ajouter macération de quinquina.

Le 25. Les croûtes commencent à tomber sans laisser de traces de cicatrice. Les deux bulles du nez sont sèches. La malade n'est pas encore forte.

Le 29. Quelques bulles nouvelles, mais très-petites, se sont encore formées. — Toujours même traitement.

5 juin. Marie P... se sent plus forte ; la fièvre n'a pas reparu ; pas de diarrhée.

Du 5 juin au 25 juillet, succession de petites bulles qui toutes se dessèchent par ordre d'apparition. On continue toujours le même traitement.

Le 28 juillet, il ne s'est pas développé de poussée nouvelle, depuis le 25. — Les croûtes que l'on voyait sur les membres supérieurs sont tombées et avec elles quelques-unes de celles qui existaient sur le tronc.

Le 31. Amélioration notable.

3 août. On ne trouve ni bulle ni croûte sur le tronc ; mais les squames de l'aile du nez ne sont pas encore tombées. Sur les jambes quelques croûtes sont prêtes à tomber. État général bon.

Le 7. Il ne reste que peu de croûtes sur les jambes, les squammes de l'aile du nez ont diminué d'étendue.

Le 11. La guérison paraît assurée, car il ne reste que les traces des croûtes tombées.

Le 13. La malade sort guérie.

Nous regrettons de ne pouvoir faire suivre cette observation d'une observation de P. à grosses bulles. Mais le seul cas que nous ayons vu s'est présenté chez une femme qui est venue à la consultation de M. Hardy pendant l'automne de 1867, et qui n'a pas pu nous laisser recueillir l'histoire de sa maladie. Les bulles

avaient la grosseur d'une noix et même d'un œuf de
poule. Soumise au traitement arsenical, cette malade a
parfaitement guéri. C'est elle, disons-le en passant, qui
a eu un P. à éruption périodique. — L'atlas photogra-
phique de M. Hardy contient une photographie de pemphigus bulleux, qui n'est que la copie fidèle de l'éruption de cette malade.

OBSERVATION VII.

Pemphigus bulleux. (Hydroa-Bulleux de M. Bazin.)

Le nommé F..., âgé de 24 ans, ouvrier tapissier,
entre à l'hôpital Saint-Louis le 6 janvier 1868, au lit
n° 42 du pavillon Saint-Mathieu, dans le service de
M. Bazin.

Ses antécédents de famille ne fournissent que des
données insignifiantes. Son père, sur lequel on n'a aucun renseignement positif, est mort depuis longtemps;
sa mère est encore vivante, mais on n'a pu constater
son état de santé.

Quant à ses antécédents personnels, le malade n'avait
aucune affection vénérienne, pas d'antécédents scrofu-
leux, pas de rhumatismes, pas de névralgies. Sa constitution est altérée; il est pâle, il a une tendance à l'ané-
mie; cependant on n'observe aucun trouble du côté des
voies digestives, son urine ne contient aucun produit
morbide, l'exploration du foie ne fournit que des résultats négatifs.

Il porte une affection cutanée qui date de dix-huit
mois; le début s'est manifesté sans prodromes et sans
phénomènes généraux, mais depuis cette époque l'affec-

tion s'est continuée sans intermittence, par une succession de poussées bulleuses.

Les premières bulles se sont montrées sur la partie inférieure du visage, et particulièrement au menton, où elles ont laissé un grand nombre de taches d'un rouge sombre, irrégulières. Les bulles se sont ensuite propagées sur la partie antérieure du thorax, et ont fait leur première apparition au niveau du sein droit, environ un mois et demi avant son entrée à l'hôpital. Depuis qu'il est arrivé dans le service, l'éruption a parcouru tous les degrés de son évolution. Voici la succession des phénomènes qu'elle a offerts à notre observation :

1° La poussée bulleuse se manifeste par l'apparition d'un grand nombre de taches érythémateuses, irrégulières, semblables pour la coloration aux taches de la brûlure au premier degré. Au bout de quelques heures, on voit au centre de la tache une bulle qui soulève l'épiderme et finit par envahir toute la plaque rouge; cependant, sur quelques taches, le limbe n'a pas été envahi et forme une aréole rouge qui encadre la bulle. Sur plusieurs autres l'éruption s'est arrêtée à l'apparition de la rougeur et les phénomènes successifs ont manqué. Quelques bulles se sont montrées sans avoir été annoncées par la tache inflammatoire; elles se sont développées simultanément.

2° Les bulles qui sont caractéristiques de l'affection, ont le volume d'une aveline, ou même celui d'un œuf, quand elles se trouvent assez rapprochées pour se confondre. Elles sont arrondies, globuleuses, remplies d'un liquide transparent de couleur citrine, avec une réaction légèrement alcaline. Puis le liquide devient louche, se trouble; la bulle se flétrit, se ride, et finit par se rompre en laissant écouler le liquide.

3° A la bulle succède une croûte mince et noirâtre, qui prend une teinte grise en se desséchant et finit par tomber, en laissant une tache squameuse. A ce moment la rougeur s'éteint en même temps que le prurit qui avait signalé toute la durée de l'éruption; il ne reste plus qu'une tache foncée, persistante.

L'éruption n'est pas restée limitée à la partie antérieure de la poitrine; avant d'entrer à l'hôpital, le malade a souvenir d'avoir vu quelques bulles au scrotum. En effet, cette région présente encore des taches foncées avec exfoliation de l'épiderme; il reste encore une bulle sur le gland au niveau du méat urinaire. Dans les premiers jours de son séjour à l'hôpital, le malade a ressenti une douleur assez vive à la plante du pied; on a pu constater de larges plaques blanchâtres, à peine saillantes à cause de l'épaisseur de l'épiderme. Des plaques analogues se seraient aussi montrées au début de l'affection dans la paume de la main.

Tel est l'état de l'affection à la fin de janvier, complétement localisée à la partie antérieure du thorax. M. Bazin diagnostique un pemphigus cachectique et soumet le malade à un régime tonique et astringent, vin de quinquina, sirop de perchlorure de fer.

3 février. — L'éruption, jusque-là limitée à la partie antérieure du thorax, se déplace et apparaît à la partie postérieure de la poitrine. Ses caractères ont sensiblement changé; la plaque rouge initiale se présente sous une forme circinée, avec des bords festonnés, les bulles sont plus petites et plus régulières. On n'observe plus la même succession de phénomènes que dans l'éruption

précédente. Au centre d'une plaque rouge, on trouve une petite vésicule à laquelle succède bientôt une petite croûte centrale. Puis, à mesure que le travail inflammatoire s'étend en rayonnant, on voit apparaître autour du point central une auréole d'un rouge violacé, plus en dehors, un anneau blanchâtre formé par la réunion d'un grand nombre de petites bulles souvent confondues. Ce bourrelet bulleux est entouré par une zone d'un rouge inflammatoire, avec une circonférence mal délimitée. L'éruption se développe du centre vers la circonférence

L'affection est loin de présenter partout des caractères ussi tranchés; il y a des plaques qui ne présentent pas tous les cercles concentriques et les dégradations de teintes que nous venons de décrire; d'autres n'ont pas la régularité de la forme circinée à anneaux multiples. A ces caractères, M. Bazin reconnaît promptement une éruption d'une espèce différente. On n'a plus affaire au pemphigus, mais à une variété d'hydroa qu'il a désigné sous le nom d'hydroa à grosses bulles. Il reste encore une partie du problème à résoudre : quelle est la nature de l'affection? faut-il la rattacher à la diathèse arthritique ou à un état cachectique? On essaye d'abord le traitement alcalin; cependant, à cause de l'état d'affaiblissement où se trouve le malade, on continue en même temps les toniques.

Le 10. L'éruption continue à s'étendre sur le dos. Elle fait invasion sur l'épaule droite par une large plaque où, par suite de la confusion des bulles, on ne distingue qu'une énorme bulle arrondie, mais ombiliquée à son centre.

Le 25. Le liquide que contiennent les bulles n'est

plus transparent, il se colore en rouge ; dans quelques bulles, c'est du sang presque pur. C'est sur l'épaule et le bras gauche que se montre principalement la forme hémorrhagique. Le bourrelet bulleux qui contrastait par sa blancheur avec le reste de la tache, prend une teinte foncée due à l'exhalation sanguine. Les bulles se succèdent rapidement, l'éruption hémorrhagique envahit toute l'épaule gauche, le dos, et reparaît sur le visage ; elle a tendance à se généraliser. Le malade s'affaiblit de jour en jour. Il n'y a plus de doute à avoir. L'éruption a fait une forme maligne qui tient évidemment à un état cachectique. La forme hémorrhagique commande l'administration du perchlorure de fer.

1er mars. L'éruption ne fait plus de progrès ; toutes les bulles se flétrissent et ne sont pas remplacées par de nouvelles.

Le 9. Il naît encore dans le dos quelques bulles, mais d'un petit volume, et sans la teinte foncée de l'éruption précédente.

Le 25. L'amélioration se maintient ; absence complète de nouvelles bulles. Cependant le malade prolonge son séjour à l'hôpital pour assurer la guérison.

15 avril. On continue le traitement tonique. Il apparaît de temps à autre sur le front quelques petites bulles isolées.

Le 22. Le malade quitte l'hôpital conservant encore de nombreuses traces de l'éruption hémorrhagique.

Depuis ce temps il est revenu à la consultation dans un état de santé qui permet de ne plus craindre le retour de l'affection.

Observation VIII.

Pemphigus prurugineux généralisé. (Hydroa pemphigoïde
pour M. Guibout.)

Jean-Baptiste B..., blanchisseur, 62 ans, marié, habitant Boulogne, à Paris depuis sept ans, entre, le 31 juillet 1868, à l'hôpital Saint-Louis, salle Saint-Charles, n° 21, service de M. Guibout.

Il a eu des fièvres éruptives dans son enfance et n'a pas été vacciné. Depuis l'âge de 10 ans jusqu'à 61, il n'a eu que de légères indispositions.

Ses parents n'ont jamais eu d'affection cutanée; son père est mort à un âge très-avancé.

B... boit 1 litre de vin par jour.

Deux mois avant son entrée à l'hôpital, il commença à avoir des démangeaisons, puis des bulles sur le dos, les cuisses, les jambes et les bras. Cette éruption se manifestait par poussées. Il n'a fait aucun traitement avant son entrée à Saint-Louis.

Il nous dit qu'il a beaucoup maigri et qu'il est affaibli par la maladie. Sa taille est au-dessus de la moyenne. Nous ne trouvons rien à signaler du côté des appareils digestif, circulatoire, respiratoire et urinaire. Nous remarquons une hernie inguinale. Quoique la peau soit un peu chaude et le pouls à 76, B... n'a jamais eu une fièvre bien forte.

La peau a un aspect tout particulier : elle présente des taches rouges plus ou moins foncés; les unes sont surmontées de bulles en pleine évolution, les autres ont remplacé des croûtes déjà tombées. Les taches qui ont succédé à des croûtes sont d'un rouge pâle, couvertes de pellicules minces. On trouve des bulles dispersées çà et là sur tout le tégument, excepté à la face, à la paume des mains et la plante des pieds qui sont intactes. Ces bulles, de forme et de volume variables, ne dépassent pas, les plus grosses, les dimensions d'une noisette. Elles sont toutes entourées d'une aréole un peu brunâtre, mais qui est rouge rosé quand les bulles commencent à se former. Ces bulles renferment un liquide citrin, clair ou trouble.

Les croûtes plus ou moins épaisses sont jaunâtres pour la plupart. Derrière les oreilles et sur le cou on en trouve qui sont d'un jaune pâle; mais celles des jambes, qui sont les plus nombreuses, sont noirâtres et pourraient être prises pour des croûtes de rupia. Toutefois un examen attentif fait reconnaître que ces croûtes résultent de la réunion de plusieurs bulles rompues et desséchées. De plus, leur forme n'est pas arrondie, car elles sont carrées, triangulaires, losangiques et à bords irréguliers. Elles sont peu épaisses, se détachent facilement, et à côté d'elles on trouve de petites bulles.

Cette couleur noire tient à ce qu'un peu de sang échappé des capillaires s'est épanché et mêlé à la sérosité qui l'a retenu, comme cela arrive souvent dans le genre de P.

B... se plaint d'une démangeaison vive qui, heureusement, n'est pas continue, mais, chose curieuse, se fait sentir aussi bien dans les points où il y a des croûtes, que dans ceux où il y a des bulles. La violence de ces demangeaisons est telle qu'il se gratte jusqu'au sang, comme le prouvent ses doigts ensanglantés. Il passe des nuits entières sans sommeil ou, s'il s'endort, il s'éveille bientôt et se surprend à se déchirer la peau.

Ce qui caractérise le P. prurigineux, ce sont les petites bulles, les démangeaisons atroces et l'aréole bleue qui entoure les bulles (Hardy), tous phénomènes que l'on trouve chez notre malade.

Prescription : Tisane de houblon, vin de gentiane, 4 pilules de 1 milligramme d'arséniate de soude, 2 cuillerées à soupe de sirop d'iodure de fer.

25 août. Quelques points sont guéris, mais de nouvelles bulles se développent sur d'autres. Le malade a eu la veille quatre selles diarrhéiques.

1ᵉʳ septembre. Les croûtes du dos et de la poitrine sont tombées. On a saupoudré le corps avec de la poudre d'amidon.

Le 4. Persistance des démangeaisons; même traitement. Le malade mange avec appétit, mais il a encore la diarrhée. — Lavement laudanisé et supprimer l'arsenic.

Le 14. La diarrhée a disparu, mais il s'est développé de nouvelles bulles sur les bras, aux aisselles, à la paume des mains et à la plante des pieds. Cependant derrière les oreilles, sur le scrotum et les membres inférieurs, les croûtes étaient tombées. Démangeaison insupportable. Le creux des aisselles paraît être le siége d'un eczéma intense à cause des excoriations que se fait ce malheureux.

Continuer le vin de gentiane, ajouter vin de quinquina, reprendre l'arsenic (2 milligrammes d'arséniate de soude), poudre d'amidon.

Le 20. Etat général meilleur. Presque toutes les croûtes sont tombées et remplacées par des taches maculeuses, aussi bien les croûtes qui ressemblaient au rupia

que les autres. Il ne se développe plus de grosses bulles.
— Même traitement.

Le 22. Presque plus de bulles nouvelles ; démangeaison moins forte. État général bon. B... a meilleure mine. — On supprime l'arsenic.

Le 26. Les forces reviennent. Les croûtes continuent de tomber, la peau se nettoie de haut en bas. — Continuer les toniques.

2 octobre. Nous remarquons trois grosses bulles sur la poitrine et deux sur l'aisselle gauche. Rien ailleurs. Les croûtes desséchées tombent toujours et laissent voir à leurs places des macules d'aspect framboisé. L'état général est le même.

Le 9. La peau est en assez bon état, elle se nettoie peu à peu, la dernière poussée est guérie. Il n'y a presque pas de croûtes sur le tronc, il y en a peu sur les membres, le malade sent ses forces revenir ; mais il a eu un refroidissement qui lui a occasionné une bronchite que l'on a combattue avec un vésicatoire et un vomitif.

Le 10. Le malade va un peu mieux, on a suspendu l'arsenic et on lui a donné du kermès. La fièvre est moins forte.

Le 15. On ne trouve plus aucune croûte sur le tronc, ni sur les bras ; les bulles ont aussi disparu, mais il existe encore quelques croûtes sur les membres inférieurs.

Grâce à une médication énergique : tartre stibié, ipéca, infusion de bourrache, la bronchite s'est amendée. Disons que M. Guibout a admis cette bronchite comme une métastase.

Le 20. Il n'y a ni croûtes, ni bulles sur le corps, excepté sur les jambes où l'on voit encore quelques croûtes et quelques squames. Dès aujourd'hui on peut considérer le P. comme guéri.

Le 23. Très-peu de croûtes sur les jambes; pas de nouvelles poussées. Le malade n'est plus retenu à l'hôpital que par sa bronchite, que nous n'hésiterons pas à admettre, à l'exemple de M. Guibout, comme une métastase, et que nous appellerions volontiers *bronchite pemphigoïde,* car nous reconnaissons là l'influence du P. comme dans d'autres cas on reconnaît l'influence analogue de l'eczéma.

Le 31. La peau se nettoie de plus en plus, elle est presque entièrement guérie ; la toux catarrhale a considérablement diminué. Le malade est faible ; en vue de son départ prochain, on lui donne des toniques.

OBSERVATION IX.

Pemphigus généralisé à poussées successives. (P. successif des auteurs.)

Le 1ᵉʳ octobre 1868, L....., 44 ans, fileuse, entre à l'hôpital Saint-Louis, salle Saint-Jean, n° 74, service de M. Hardy.

Elle ne sait pas si ses parents ont été malades; mais elle se rappelle qu'étant enfant elle a eu la rougeole. A 18 ans elle a eu un eczéma à la jambe. Devenue enceinte pour la première fois, à 28 ans, elle a accouché toute seule. Elle nous apprend, qu'à l'âge de 32 ans, elle a eu un écoulement vaginal sur la nature duquel elle ne nous dit rien. De nouveau enceinte à 34 ans, elle accouche sans accidents et reprend promptement ses occupations.

Depuis ce dernier accouchement elle n'a jamais eu de maladies, à part quelques rhumes et quelques douleurs de tête.

A 41 ans, pendant l'hiver de 1865, elle s'aperçoit que le ventre, le dos et les bras sont couverts d'une éruption qui n'a pas mis plus de trois jours à envahir toutes ces parties. Sur d'autres points du corps, elle éprouve de vives démangeaisons. Des bulles pleines d'eau, nous dit-elle, commencèrent à apparaître, se desséchèrent bientôt, puis tombèrent comme des croûtes. Après ces bulles disparues, d'autres survinrent qui suivirent la même marche. Ces poussées n'ont pas duré moins de trente-deux mois.

L..... a eu la diarrhée à plusieurs reprises pendant cette maladie. Conseillée par ses amis de ne faire même traitement, elle se lavait le corps avec de l'eau fraîche pour calmer les démangeaisons et buvait de la tisane de chiendent et de chicorée sauvage.

Au bout de quelques mois, encore une nouvelle poussée, qui se comporte aussi comme les précédentes et finit par guérir.

Un mois avant son entrée à Saint-Louis, apparition de nouvelles bulles. Malgré ces « cloques », nous dit-elle, je continuais mon travail, mais à bout de patience je me suis décidée à venir à l'hôpital.

L... est de grande taille, elle paraît très-affaiblie, bien qu'elle ne se plaigne d'aucun trouble des fonctions digestives, circulatoires, respiratoires et urinaires.

L'examen le plus minutieux ne fait rien voir d'anormal sur la tête et sur le cou ; mais le reste du corps est couvert de croûtes, de bulles et de macules. L'abondance des croûtes est telle surtout au bras, que l'on croirait voir un eczéma. Nous ne trouvons rien sur les muqueuses buccale et oculaire.

M. le Dr Boucher, alors interne du service, prescrit en l'absence de M. Hardy, à prendre dans la journée, 1° perchorure de fer 10 gouttes, 2° 2 cuillerées à soupe de la solution arsenicale. De plus, saupoudrer le corps et le lit de la malade avec poudre d'amidon.

8 octobre. La malade a perdu l'appétit, elle se plaint de coliques et de diarrhée, symptômes qui nous paraissent caractéristiques d'une pousse interne.—Supprimer l'arsenic; le reste *ut supra*.

Le 10. La diarrhée a diminué d'intensité, mais la malade a eu un frisson, des démangeaisons assez vives, et elle s'est aperçue bientôt d'une poussée sur les jambes. Les bulles sont assez grosses, mais on en voit de petites, qui n'ont pas encore atteint tout leur développement. La malade est courbaturée, son sommeil est souvent interrompu par la douleur.

Le 11. Même état, même traitement.

Le 15. Les bulles apparues les premières sont en grande partie desséchées, les autres sont devenues troubles, leur contenu est séro-purulent. Très-peu de nouvelles bulles. L... tousse un peu; pas de signe de bronchite. La diarrhée a cessé depuis que l'on a supprimé l'arsenic.

Nous avons voulu connaître la réaction du contenu des bulles et nous avons trouvé avec le papier de tournesol, que dans les bulles récentes le liquide est légèrement acide, tandis qu'il est alcalin dans les bulles anciennes.

L'urine ne nous a présenté ni sucre ni albumine. Elle était un peu trouble et laissait déposer un sédiment briqueté, qui n'a rien de particulier au P. et qui se rencontre dans toutes les maladies fébriles.

Du 15 au 19. Apparition et cessation de la diarrhée; mais l'éruption bulleuse s'est desséchée et les bulles ont formé des croûtes assez épaisses. A peine trouve-t-on trois bulles en voie de formation. Une de ces bulles s'est développée sur le nez de la malade, qui n'a plus la fièvre.

Le 23. Deux nouvelles bulles se forment sur la face (la malade a voulu se laver avec de l'eau fraîche). On en voit deux sur le dos du nez et une à la commissure gauche des lèvrrs. Cette dernière est déchirée et pourrait faire croire à de l'*herpes labialis*. Rien sur la muqueuse buccale. La toux est humide.

A part les bulles que l'on trouve sur le nez, on ne voit que des croûtes sur le reste du corps.

Les 30 et 31. Même état. Des bulles se dessèchent, d'autres se développent pour se dessécher à leur tour et être bientôt remplacées par d'autres.

2 novembre. Même état.

Le 13. Même état. La malade est encore en traitement, et à l'heure où nous écrivons ces lignes les poussées ne sont pas encore arrêtées.

C'est là un cas curieux de cette variété de P. que l'on appelle *P. excessif*. Bien que les poussées bulleuses durent depuis trois ans, nous croyons qu'il est permis de porter un pronostic favorable; car les croûtes ont entièrement disparu sur les bras et le tronc, et il n'en reste plus que sur les jambes.

Art.—II. Pemphigus localisé.

Cette variété de P. est rare. A part l'observation de Forestier que nous rapportons plus loin, nous n'avons rien trouvé dans les auteurs sur cette question ; cependant nous avons pu observer un cas de P. localisé aux mains. Voici rapidement l'histoire de notre malade.

Observation X.

Pemphigus des mains.

Le 2 avril 1868, Antoine C... est entré à l'hôpital Saint-Louis, salle Saint-Jean, dans le service de M. Hardy.

Il a 32 ans et exerce la profession de jardinier. Etant enfant, il a eu, nous dit-il, un eczéma. A 26 ans il a eu du lichen.

Cette année, au mois de février, il s'est aperçu que sa main gauche était couverte de taches rouges et même de bulles. Un médecin lui a fait mettre des cataplasmes sur la main malade. Ce traitement n'a réussi qu'à faire augmenter les taches et les bulles de nombre et d'étendue. La main droite ne tarde pas à être prise de la même façon.

Aujourd'hui, sur les deux mains, et à la partie inférieure des avant-bras, on trouve des bulles qui sont des bulles de P. pour M. Hardy.

Toniques, saupoudrer les mains avec de la poudre d'amidon, ne pas les mettre dans l'eau. Après deux semaines de ce traitement les bulles se sont desséchées, et ont formé des croûtes minces qui n'ont pas tardé à tomber.

Antoine C... sort guéri le 21 avril.

OBSERVATION XI.

Pemphigus de la face.

Forestus (1) a publié l'observation suivante :

Un petit enfant avait sur le visage des phlyctènes, c'est-à-dire des espèces de bulles transparentes et remplies d'une humeur jaunâtre, semblables à celles qui surviennent à la suite d'une brûlure produite par l'eau bouillante ou par le feu, et néanmoins peu douloureuses, laissant écouler le liquide qu'elles contiennent, après s'être rompues, et se couvrant de croûtes en guérissant. Comme les pustules provenaient d'une nourriture malsaine et propre à engendrer la bile, et que l'enfant avait perdu l'appétit, je conseillai de les frotter d'abord avec les sucs de plantain et de solanum, puis avec un mélange de craie et de vinaigre, sous forme de liniment; je fis laver aussi le visage avec une décoction de roses, je prescrivis à la nourrice des aliments rafraîchissants, altérés ? avec le suc d'oseille ou le verjus, et pour boisson du petit-lait. L'enfant ayant été évacué, je le mis, ainsi que la nourrice, à l'usage du lait acidulé et orgé, et en peu de temps il se rétablit.

A côté de ce pemphigus limité à la face, disons que M. Cooper a observé chez un adulte un P. limité aux extrémités inférieures.

(1) Bibliothèque médicale, t. XLl.

Art. III. — Pemphigus solitarius.

Cette variété de P. est très-rare. Biett n'en a observé que trois cas ; Gibert dit qu'il n'en a jamais vu. Devergie n'en a rencontré que trois fois. Ce P. se présente le plus ordinairement chez les personnes avancées en âge, et il occupe surtout les jambes. Généralement il apparaît une bulle qui est quelquefois formée par la réunion de deux bulles voisines. Cette bulle est précédée de picotement et de rougeur à la peau. Dans tous les cas, elle accomplit son évolution assez rapidement (une à trois semaines).

Nous n'avons pu rencontrer qu'un seul cas de P. solitarius. La malade était une femme de 35 ans, que nous avons vu pendant l'automne 1867 à la consultation de M. Hardy. D'un embonpoint prononcé, elle était un peu pâle. L'éruption limitée à l'aréole et au mamelon recouvrait toutes ces parties d'une sorte de croûte semblable à celle que l'on voit dans l'eczéma du sein. Nous devons à la vérité de dire que cette éruption fut prise de prime abord pour un eczéma par notre maître lui-même. Mais un examen plus attentif fit bientôt modifier le premier diagnostic. Faisant remarquer que cette éruption ne présentait ni le suintement, ni les vésicules, ni les croûtes humides de l'eczéma ; d'un autre côté, que cette femme n'était ni enceinte, ni nourrice, ni atteinte de gale, trois états dans lesquels se rencontre l'eczéma du sein, M. Hardy admit un P. solitarius.

Enfin nous avons trouvé deux petites bulles sur la périphérie de l'éruption. Les croûtes qui recouvraient toute l'aréole du mamelon étaient sèches et ne faisaient pas éprouver de démangeaisons à la malade.

Ordonnance. — Mettre de la poudre d'amidon sur le sein malade, prendre tous les jours une cuillerée à soupe de la solution arsenicale (arséniate de soude, 0,10 centigr.; eau, 300 gr.).

Après deux semaines de ce traitement nous constatons une amélioration notable. — Continuer le même traitement.

La malade revient au bout de huit jours, elle avait pris deux cuillerées au lieu d'une. Elle a engraissé, l'appétit est revenu, l'éruption a disparu, la malade est guérie.

ART. IV. — PEMPHIGUS SYPHILITIQUE DES ADULTES.

La plupart des dermatologistes révoquent en doute l'existence de ce P. Notre maître, M. le professeur Hardy, ne l'a jamais observé, et pour lui il n'existe pas.

Faut-il admettre ce que l'on a appelé la syphilide bulleuse ?

Voici ce que dit M. Bazin de cette variété de Pemphigus.

« Existe-t-il un P. syphilitique des adultes ? La plupart des auteurs modernes répondent négativement, et moi-même j'en avais contesté l'existence dans mes leçons sur les syphilides, publiées en 1859. Or, cette manière de voir me paraît aujourd'hui trop exclusive, et je pense que la syphilis acquise, de même que la syphilis congénitale, peut également se traduire à la peau sous la forme bulleuse du P. Il faut avouer pourtant que rien n'est plus rare chez l'adulte, que cette

BIBLIOTHÈQUE IMPÉRIALE

variété de syphilis, et que des faits nouveaux et bien observés seraient nécessaires pour fixer définitivement son histoire.

« Les caractères ne paraissent pas d'ailleurs différer sensiblement de ceux que nous avons trouvés au P. congénital : prédilection aux extrémités des membres (paume des mains, plante des pieds), bulles purulentes, auréole violacée ou cuivrée, tendance à l'ulcération et cicatrice syphilitique, et comme dernier trait influence exercée sur sa marche par l'action du mercure. »

En même temps qu'il conseille le mercure, M. Bazin donne les toniques.

Pour nous, qui adoptons l'opinion de M. Hardy, qui est aussi celle de la généralité des auteurs, nous croyons que l'on a décrit sous le nom de *P. syphilitiques* des P. ordinaires survenus chez un sujet syphilitique.

Or, dans ce cas, le P. ne revêt pas une forme particulière et il guérit par le traitement du P. ordinaire.

Notre sixième observation montre un cas de P. à petites bulles, chez une malade syphilitique, et ce P. a guéri par l'arsenic et les toniques.

Art. V. — Pemphigus virginum.

Nous allons produire exactement ici ce que notre maître, M. le professeur Hardy a bien voulu nous communiquer sur le pemphigus des jeunes filles :

« Nous avons donné ce nom à une singulière maladie cutanée, qui n'a pas été décrite et que nous avons rencontrée quatre fois déjà avec des caractères assez tranchés et dans des circonstances assez identiques pour que nous ayons cru devoir les indiquer ici ; sa forme vésiculo-bulleuse, sa marche continue nous ayant paru, d'ailleurs, se rattacher au pemphigus plus qu'à tout autre genre de maladie cutanée.

«Cette maladie débute par des plaques rouges ordinairement allongées ou ovalaires, de la longueur de 1 à 3 centimètres, sur lesquelles on ne tarde pas à voir quelques vésicules inégales; ces vésicules se rompent très-promptement et donnent lieu à l'épanchement d'un liquide qui se concrète sous la forme d'une croûte jaunâtre peu épaisse. Cette croûte elle-même persiste pendant six à huit jours, puis tombe en laissant une tache violette destinée à disparaître graduellement.

«Un sentiment léger de douleur, de cuisson accompagne cette éruption, qui se compose, soit successivement, soit simultanément, de plusieurs plaques semblables à celles que nous venons de décrire. Ces plaques peuvent être très-nombreuses et couvrir tout un membre de croûtes régulières et presque symétriques.

«La dernière malade que nous avons eu l'occasion d'observer présentait ainsi sur les deux cuisses une quantité assez grande de plaques noirâtres, allongées, régulières, et séparées les unes des autres presque généralement de manière à donner à la peau un aspect tout à fait tigré; on aurait pu croire à des eschares consécutives à une cautérisation superficielle avec le fer rouge.

«Cette affection paraît avoir peu d'influence sur la santé générale; elle est ordinairement associée à des phénomènes de chloro-anémie, dépendant des conditions dans lesquelles elle se développe. La durée est longue, nous l'avons vue se prolonger pendant plusieurs mois. Deux fois nous l'avons vue se terminer par la guérison; une fois nous avons perdu de vue la malade; la quatrième est encore en traitement.

« Nous avons rencontré uniquement cette maladie chez les jeunes filles de 14 à 20 ans, chez lesquelles la menstruation avait été interrompue. Chez les deux qui ont guéri, le retour des règles a coïncidé avec la guérison.

« Nous ne faisons donc pas difficulté de considérer cette maladie comme étant sous la dépendance de l'aménorrhée. De là, la conséquence du traitement qui doit consister dans des toniques d'abord, et en particulier dans l'administration des ferrugineux et d'un régime reconstituant; puis, lorsque l'état général est suffisamment amélioré, dans l'emploi des moyens qui peuvent avoir une action sur le retour des règles. Nous voulohs parler de l'apiol, de l'extrait d'anémone pulsatille et de l'application de quelques sangsues à l'anus ou à la partie interne des cuisses, renouvelée tous les mois jusqu'au retour régulier du flux menstruel. »

ART. VI. — Pemphigus des muqueuses; pemphigus interne.

Le pemphigus qui se développe sur les muqueuses n'est pas très-rare. Mais si l'on peut sur les muqueuses accessibles à nos moyens d'investigation, reconnaître facilement cette maladie, l'on n'a, pour faire admettre le P. de l'œsophage, de l'estomac, des intestins et des bronches, l'on n'a, dis-je, sur le vivant, que des symptômes fonctionnels.

Toutefois, ces symptômes fonctionnels acquièrent une très-grande valeur quand on les observe sur un sujet qui est atteint de P. C'est ainsi que l'on pensera au P. des bronches, s'il survient de la bronchite à un individu atteint de P., et si cette bronchite offre une marche lente, sans fièvre, disparaît et reparaît plusieurs fois, dans le courant du P. Telle est la bronchite par métastase, de M. Guibout (Voy. *Pemphigus prurigineux*); telles sont d'autres bronchites signalées dans les cas de P. foliacé. (Voy. *Pemphigus foliacé*).

Enfin, on aura des raisons de croire à la présence de bulles pemphigoïdes sur la muqueuse gastro-intestinale, si le malade a de l'inappétence, s'il a des nausées, et surtout de la diarrhée.

Comme le pemphigus des membranes muqueuses se manifeste aussi bien dans le cours du pemphigus bulleux que du pemphigus foliacé, nous l'avons placé entre les deux variétés.

§ I. — PEMPHIGUS BUCCO-GUTTURAL.

M. Hardy a vu plus d'une fois le P. se développer sur les lèvres, la muqueuse de la bouche et celle du pharynx. Si nous n'avons pas pu en observer un seul exemple, nous le regrettons d'autant moins pour notre travail que nous rapportons ici un cas des plus intéressants, observé par M. le professeur Ch. Lasègue (1), et qui complète l'observation de MM. Hardy et Wecker.

XIIe OBSERVATION.

Pemphigus des muqueuses. P. interne.

M. R..., 60 ans, robuste, sujet à de fréquentes migraines et à des troubles digestifs, va, il y a sept ou huit

(1) M. le professeur Lasègue (les Angines).

ans, aux eaux de Kissengen. Il revient, après la cure, complétement guéri des accidents incommodes qu'il éprouvait.

Un an plus tard, il se plaint d'une gingivite localisée, limitée aux dents incisives de la mâchoire inférieure et simulant à s'y méprendre la diphthérie gingivale. On essaye inutilement les moyens classiques avec une persévérance que l'insuccès ne décourage pas. Le pronostic est fâcheux; le malade est menacé de la perte des dents qui doivent se déchausser. Cette prévision n'est pas justifiée par l'événement, et la lésion se maintient depuis son début sans variation', mais aussi sans entraîner les conséquences qu'il était raisonnable de prévoir.

Peu de temps après, M. R..... accuse une sensation douloureuse sur l'aile du nez. L'épiderme se détache sur un espace de la grandeur d'une pièce de 50 centimes; il s'exfolie, sans qu'il ait été possible, à aucune période, de découvrir une bulle remplie du liquide.

Un peu plus tard la paupière gauche devient le siége du mal. Il s'établit lentement des adhérences entre la paupière inférieure et la conjonctive oculaire. Le mal, qui envahit graduellement, ou plutôt par soubresauts, la cornée, est désigné sous le nom de *xérose palpébrale*, en tenant plus compte de ses conséquences que de sa nature. Aujourd'hui l'œil gauche est perdu pour la vision.

Presque à la même époque, le malade, que je ne connaissais pas, vient me consulter pour une angine dont il souffre depuis près d'un mois et qui gêne la déglutition. Je constate, sur le pilier antérieur gauche, une plaque blanche de moins d'un centimètre de diamètre, et sur le pharynx une plaque de même aspect et de même dimension ; pas de rougeur vive au pourtour ou au voisinage, plus de gêne que de douleur ; les ganglions sont indemnes.

J'avouerai qu'avec les renseignements très-incomplets qui m'étaient fournis, j'hésitai, et dus me référer à un plus long examen. Au bout de quelques semaines les deux plaques avaient disparu sans autre traitement que quelques gargarismes au ratanhia.

Depuis lors, des accidents analogues se sont reproduits à diverses reprises, et il ne s'est pas écoulé moins de quatre ans, à dater des premières manifestations. Le malade n'a jamais eu d'éruption semblable sur les joues ou sur la voûte palatine.

Pendant un des intervalles de repos que lui laissaient les angines, M. R..... éprouva une difficulté dans la déglutition, qu'il attribuait à un spasme de l'œsophage. S'il avalait, en mangeant, une gorgée de boisson froide, il était pris de suffocation et obligé de quitter la table. Le malaise cédait assez rapidement. Un jour cependant le mal prit de pires proportions ; je fus mandé en toute hâte, et, en présence de symptômes si menaçants, je fis appel aux conseils de mon regretté collègue et ami le Dʳ Follin. Celui-ci pratiqua séance tenante le cathétérisme de l'œsophage et mit fin à ce grave incident. L'opération fut répétée à plusieurs reprises, et, après deux ou trois semaines de traitement, le malade put reprendre ses habitudes de nourriture, non sans précautions soigneuses qu'il a continuées depuis.

Une nouvelle plaque de pemphigus sec s'est produite sur la paupière inférieure droite, avec des lésions jusqu'ici moins inquiétantes. L'angine reparaît, à de rares intervalles, avec ses caractères accoutumés. Si, au lieu de tenir compte de l'ensemble des phénomènes morbides, on voulait encore actuellement décider d'emblée la nature de l'éruption angineuse, on serait dans un grand embarras.

J'ajouterai que le malade est indemme de tout antécédent syphilitique ; que l'éruption ne s'est, dans aucun temps, propagée au delà du nez, de la bouche, des yeux et des narines ; qu'une seule fois, j'ai été appelé à constater l'existence d'une bulle remplie de sérosité opaline sur le pharynx, et qu'enfin toutes les médications générales ou toniques ont été également impuissantes.

Cette observation est très-intéressante. On la compte parmi les raretés pathologiques, et nous somme heureux de l'avoir publiée dans notre thèse.

§ IV. — Pemphigus de la conjonctive.

Alibert a seulement signalé la présence de bulles sur la conjonctive. Plus heureux que lui, nous avons pu observer un cas de pemphigus de la conjonctive oculo palpébrale, dont nous donnons ici l'observation (1).

Observation XIII.

Pemphigus conjonctival.

Le nommé S. P. est entré, le 11 août 1868, à l'hôpital Saint-Louis, salle Sainte-Victoire, 30, service de M. Bazin, suppléé par M. Hardy.

(1) Dans un autre chapitre (voy. P. foliacé), les autres lésions que nous a présentées ce malade.

Ce malade nous apprend qu'il a eu la petite vérole à l'âge de 8 ans, qu'à 60 ans il a eu un pemphigus, dont on l'a très-bien guéri ; mais jamais il n'a eu mal aux yeux.

Au mois de juillet 1868, le malade a alors 71 ans, il est pris d'un pemphigus foliacé qui envahit tout le corps, sans épargner le cuir chevelu et les deux conduits auditifs externes.

Il s'est formé, il y a deux ans, une ulcération à l'angle externe de l'œil gauche. Cette ulcération est aujourd'hui triangulaire ; son sommet regarde en dehors et en bas, la base en haut et en dedans, vers les paupières. Elle est indolente, d'un blanc grisâtre, à bords un peu saillants, irréguliers et déchiquetés ; enfin, elle fournit un pus mal lié. L'ulcération s'étend lentement en surface plutôt qu'en profondeur, et elle a eu la dimension d'une amande. Il n'y a de doute pour personne : MM. Bazin et Hardy admettent tous les deux une ulcération cancroïdale.

Après un mois de séjour à l'hôpital, le malade présente les yeux rouges comme dans la conjonctivite simple, et on ordonne un collyre au sulfate de zinc. Malgré deux lotions continuées pendant un mois avec ce collyre, le mal ne cède pas, la rougeur a même augmenté.

Un examen minutieux fait découvrir les particularités suivantes :

Les bords des paupières sont un peu enflés, rouges, mouillés de larmes et de mucosités ; on y voit même de petites croûtes lamelleuses.

L'ectropion, qui est surtout marqué aux paupières supérieures, reconnaît pour cause le resserrement de la peau, dû aux nombreuses éruptions pemphigoïdes, et à l'œdème de la face interne des paupières, recouvertes toutes les deux par une muqueuse phlogosée et même un peu épaissie.

Les paupières, surtout les inférieures, sont dépourvues de cils, et laissent voir à la loupe de petites ulcérations et une véritable hypertrophie des glandes de Meibomius (blépharite cilio-glandulaire).

La conjonctive oculaire est rouge à droite et à gauche, mais surtout à gauche; elle est œdémateuse et présente de nombreux vaisseaux injectés de sang. Cette hyperémie s'étend à la conjonctive oculo-palpébrale des deux yeux.

A la partie interne de l'œil gauche, la conjonctive n'a plus son poli ordinaire, et l'on voit sur elle trois petites bulles, mais la cornée est intacte, le malade voit bien, il n'a pas de photophobie et n'a que très-peu de larmoiement. Mais on trouve, au milieu de la journée, alors que le malade est éveillé depuis longtemps, un amas considérable de mucosités à l'angle externe de l'œil, du côté où le malade tourne la tête (pemphigus conjonctival).

Le 14. Le pemphigus généralisé va mieux, l'ulcération cancroïdale n'est pas modifiée, la conjonctive est dans le même état. — Continuer l'arsenic et le collyre au sulfate de zinc.

Le 22. Le cancroïde, la blépharite sont dans le même état. Il ne reste sur la conjonctive que deux petites bulles; l'autre s'est rompue en laissant une érosion. La conjonctive est moins rouge. — Même traitement.

2 octobre. La rougeur est augmentée. On trouve comme une matière crémeuse sur la conjonctive; le

cancroïde gagne toujours du côté de l'œil gauche, dont il a déformé l'angle externe.

Le 15. L'œil droit est presque guéri de son hyperémie, le pemphigus de l'œil gauche persiste toujours.

Le 23. La malade a eu une poussée générale trèsforte sur le corps, et les yeux n'ont pas été épargnés. On voit des bulles dans le cul-de-sac oculo-palpébral gauche, et l'on en trouve aussi deux petites sur le côté interne de l'œil droit. Des adhérences qui se sont établies entre la conjonctive de la paupière supérieure et la conjonctive oculaire correspondante (symblépharon), rendent très-difficile, et même impossible, le renversement des paupières supérieures. L'ouverture même des paupières est rétrécie par les adhérences que la conjonctivite et la blépharite ont provoquées (anchyloblépharon).

L'œil gauche présente une cornée un peu terne, dépolie, très-peu vascularisée, offrant à sa partie inférieure une petite vésicule (kératite). — On continue le même traitement.

6 novembre. Sur la conjonctive (à gauche), il n'y a que des érosions ; mais la cornée est ulcérée à sa partie inférieure et externe, le feuillet le plus interne de la cornée fait hernie à travers cette ulcération, poussé par l'humeur aqueuse. L'iris, devenu grisâtre, a perdu son aspect miroitant ; enfin il est immobile (synéchie) ; partant, la pupille est rétrécie et immobile ; il y a de la photophobie. Rien de semblable sur l'œil droit.

L'état général est mauvais, le malade a maigri, il est tombé dans la cachexie du pemphigus ; par places, on voit sur le corps un suintement sanguin ; il a de la bronchite. Pronostic grave. Mort prochaine.

Cette observation est intéressante, à cause précisément de la rareté du pemphigus conjonctival, qui n'a même pas été signalé par la plupart des anciens auteurs. La science ne possède que deux observations de pemphigus conjonctival. L'une est due à M. White Cooper et l'autre à MM. Wecker et Hardy. Nous les avons traduites et nous les publions ici.

OBSERVATION XIV.

Observation de M. White Cooper.

Il s'agit d'une femme âgée de 24 ans qui, depuis quelques semaines, a été atteinte d'un pemphigus chronique borné sur les extrémités.

La malade est chlorotique. Une semaine avant d'être examinée, son œil droit est tombé malade; on observe alors une bulle formée, d'une part, sur la partie inférieure de la conjonctive palpébrale inférieure, et, d'une autre part, sur la conjonctive oculaire correspondante.

A un nouvel examen du malade, on a trouvé que la bulle a été suivie d'une excoriation couverte d'une espèce de pus. Un peu plus tard, après l'amélioration de l'état de l'œil malade, une autre bulle de la grosseur d'un fort pois se développa près de l'angle interne de l'œil, contenant une sérosité trouble; elle a été percée, et on y a appliqué une solution de pierre infernale. Cette éruption bulleuse se manifesta alternativement sur les deux yeux pendant plusieurs mois, et enfin la malade a quitté Londres. Deux ans après, White Cooper a revu la malade (en 1858); la malade lui a raconté que l'éruption n'a fait que s'aggraver, et que la maladie des deux yeux a subi plusieurs rechutes (1).

OBSERVATION XV.

(MM. Wicker et Hardy.)

[Clinique sur le pemphigus conjectival.

Nous nous empressons de produire cette intéressante observation, qui nous a été communiquée par notre ami M. le Dr Wicker (2).

Si nous consultons les livres spéciaux relatifs à l'ophthalmologie, nous ne rencontrons qu'un seul cas de pemphigus conjonctival : c'est l'observation faite par M. White Cooper, qui a beaucoup d'analogie avec la nôtre.

On ne peut douter même qu'il ne s'agisse ici d'une forme de maladie bien caracterisée, mais cependant très-rare.

M. Raguet, âgé de 68 ans, souffre depuis douze années d'un pemphigus qui se borne exclusivement à ia figure (nez et les environs) et à la membrane muqueuse buccale; l'état général du malade est bon.

Depuis six ans, le malade suit le traitement de M. le professeur Hardy, qui l'a soumis à plusieurs reprises au traitement arsenical, sans pouvoir empêcher le mal de s'étendre.

(1) Ophthalmie Hospital and journal of the Royal London, ophthalmie hospital, 1857-58-59.

(2) Klinich Monatsblatter für augenheilkunde, par D. W. Zehender, 1868, p. 232.

Un an après l'apparition de l'éruption, les yeux commençaient à rougir ; il sortait un peu de chassie qui a cédé à un collyre de sulfate de zinc.

En 1862, le malade a consulté M. le Dr Sichel pour une rechute d'hyperémie des yeux. Notre collègue a donné le diagnostic suivant : conjonctivite palpébro-oculaire, avec brides du grand pli ; disposition dyscrasique. Un an plus tard, le malade consulta un docteur allemand résidant à Paris, qui croyait devoir attribuer l'irritation continuelle de la conjonctive à une stagnation des larmes, et qui a sondé le canal lacrymal du malade en question. Ce cathétérisme du canal des deux yeux a été fait d'après la méthode Bowman. Il n'a fait qu'augmenter l'excitation des yeux.

La bride du grand pli qui a été mentionnée par Sichel s'étendait du grand pli à l'angle de l'œil et s'avançait vers la cornée ; de là le mouvement de l'œil gauche est devenu de plus en plus difficile. Il se développa une ulcération de la cornée. Quinze mois après le cathétérisme du canal lacrymal, l'œil est devenu le siége d'un symblépharon complet.

Lorsque le malade se présenta pour la première fois chez moi, j'ai cru que les yeux avaient été soumis à une cautérisation très-violente et souvent répétée. Il semble que les bords de la paupière de l'œil gauche soient adhérents au globe de l'œil. On trouve un cul-de-sac conjonctival dans la partie externe de la paupière supérieure, d'une longueur de 8 millimètres. Entre le bord de la paupière inférieure et le globe de l'œil, il y a un petit canal profond de 2 millimètres. Enfin l'espace entre les paupières est de 6 millimètres de hauteur. La partie visible de la cornée est le siége d'un xérosis prononcé.

Le malade ne peut rien voir que la quantité de la lumière.

L'œil droit est moins lésé, quoique les bords de la paupière soient collés au globe dans leurs deux tiers supérieurs. L'angle externe de l'œil est effacé; quand on ouvre les paupières, il se forme un pli vertical vers le bord externe de la cornée. Les bords des paupières sont arrondis et garnis de cils rares et en mauvais état. La conjonctive est hyperémiée et couverte d'une couche épithéliale. La cornée est tout à fait normale. Le malade voit bien avec cet œil, seulement l'œil est incommodé par la sécrétion des larmes et de la chassie.

Le malade nous dit que l'œil s'enflamme de temps en temps; cette inflammation douloureuse dure de trois à quatre jours.

Ayant l'occasion de revoir M. Racquet pendant plusieurs mois, j'ai pu me confirmer dans la pensée que l'exacerbation résulte d'une éruption du pemphigus, comme il s'en forme toutes les trois ou quatre semaines sur le nez et la figure. Deux fois le malade se présenta chez moi avec un œil beaucoup plus rouge que d'habitude, et j'ai trouvé toutes les fois sur la conjonctive, tout près du pli conjonctival, une élévation d'une couleur grise de la grandeur d'une grosse lentille. Cette bulle paraît contenir un liquide trouble fluctuant. Vingt-quatre heures après, la conjonctive montre à la même place une érosion couverte d'une concrétion desséchée et qui paraît tout à fait guérie au bout de deux jours. Toutes les fois qu'il y a des excitations, le sac conjonc-val se raccourcit de plus en plus, et le mouvement de la paupière devient difficile, parce que l'adhérence fait des progrès.

Notre traitement consiste à épiler les cils et à laver l'œil avec une lotion de sel de plomb. Nous avons employé l'onction de glycérine sur les paupières.

Comme traitement interne, nous avons employé l'arsenic,

CHAPITRE III.

PEMPHIGUS FOLIACÉ.

Il semble que l'élément bulle a disparu dans le P. foliacé, tellement prédominent les squames et les lamelles épidermiques; mais, si l'on peut examiner l'éruption à son début, on voit qu'il se forme de vraies bulles. Aplaties, au lieu d'être bombées comme celles du P. bulleux, ces bulles se dessèchent très-vite et forment des squames plus ou moins larges ; elles laissent écouler un liquide séreux si on les déchire.

Quelquefois il est très-difficile et même impossible de trouver une bulle, même en se plaçant dans les conditions d'observation que nous avons indiquées plus haut, et c'est là ce qui a fait admettre par M. Hardy un P. folliacé d'emblée.

Avant Cazenave, qui le premier a attiré l'attention sur le P. que nous étudions en ce moment, les auteurs n'avaient pas décrit cette maladie. M. Bazin met en doute le P. foliacé : pour lui c'est une herpétide exfoliatrice. Nous donnerons plus loin un cas de P. foliacé pris dans son service et que M. Hardy nous a dit être type de cette maladie.

Les causes du P. foliacé sont celles du P. en général

et comme pour le P. en général elles sont aussi quelquefois inconnues.

Symptomatologie. — Le P. fofiacé a ou n'a pas de prodromes. Aussitôt que l'exanthème bulleux se manifeste la peau se couvre de squames, l'épiderne s'exfolie sous forme de lamelles généralement minces, et même demi-transparentes. Ces lamelles de forme variable sont grandes comme une pièce de 2 francs en moyenne, leur coloration est d'un blanc grisâtre ou jaunâtre. On en trouve d'imbriquées les unes sur les autres. Leurs deux surfaces sont sèches; mais la surface qui était adhérente est humectée par de la sérosité quand les lamelles se sont détachées trop tôt. Le malade exhale une odeur fade, qui est caractéristique.

L'éruption occupe tout le corps; lente dans sa marche, elle se répète plusieurs fois. On trouve alors sous les lamelles des bulles renfermant une sérosité citrine, jamais puriforme dans le cas que nous avons observé. Une ou plusieurs bulles réunies forment les lamelles, qui sont quelquefois enroulées sur elles-mêmes, ressemblent aux feuilles sèches d'acacia. Enfin il n'est pas rare que les bulles se rompent sans avoir atteint tout leur développement et se dessèchent pour former des squames.

Le fond des bulles est rougeâtre, érodé, et laisse suinter de la sérosité; quelquefois ce fond est ulcéré par le grattage ou la pression des lamelles épidermiques.

La peau est aussi le siége d'une démangeaison peu vive, et d'une sécrétion sudorale notable: cependant nous avons remarqué que cette sécrétion fait quelquefois défaut.

Le P. foliacé ne dure pas moins de deux à trois ans. Il n'est pas rare d'observer dans le cours de cette maladie une éruption pemphigoïde sur les muqueuses buccale, stomacale, intestinale, bronchique et conjonctivale. L'observation directe, et dans d'autres cas les troubles fonctionnels qui surviennent confirment le diagnostic.

La terminaison est généralement fatale. Les malades maigrissent, perdent leurs forces à la suite de fréquentes diarrhées qui les jettent dans la cachexie pemphigoïde. Les œdèmes apparaissent, la peau et les muqueuses sont le siége d'un suintement sanguin, et bientôt arrivent le marasme, le coma et la mort.

OBSERVATION XVI.

Pemphigus foliacé.

R... (Anne-Célestine), couturière, âgée de 30 ans, entre, le 6 août 1867, à l'hôpital Saint-Louis, salle Saint-Jean n° 54, service de M. Hardy.

Ses parents n'ont jamais eu de maladie qui ait attiré son attention. Elle-même n'a jamais été malade avant l'âge de 18 ans. A cet âge elle a eu une fièvre intermittente qui a duré deux ans, dans son pays (Corteron, Cher). Après la disparition de la fièvre, ses digestions ont été troublées, Anne était souvent constipée et elle avait des flueurs blanches.

Elle s'est mariée à 22 ans et n'a retiré aucun bénéfice pour sa santé de ce changement de vie. Les troubles digestifs ont continué de l'affaiblir, les flueurs blanches ne se sont pas supprimées, le sang des règles moins abondantes est de plus en plus pâle. Jusqu'à l'âge de

30 ans, la malade suit divers traitements pour les troubles gastriques qui ne l'ont pas quittée.

Sur l'avis de son médecin, elle se rend à Vichy. Pendant qu'elle y suivait un traitement consistant en boissons et en bains, il lui survient des démangeaisons à la peau. Des taches rouges, puis quelques jours plus tard, des bulles se sont formées sur tout le corps.

Ces bulles qui effrayèrent beaucoup la malade, ne durèrent que deux ou trois jours. Elles se rompirent, laissèrent écouler de l'eau et se transformèrent immédiatement en croûtes. Cette éruption avait augmenté son appétit. Les règles ont été suspendues. La malade, qui n'avait que changé de maladie, retourne chez elle où elle épuise tous les remèdes tant à l'intérieur qu'à l'extérieur et ne réussit qu'à aggraver son état.

Enfin elle vient à Saint-Louis, espérant y trouver sa guérison.

Elle est maigre, pâle et très-faible. Tout le corps est couvert de squames d'un blanc jaunâtre, mais celles du cuir chevelu sont petites et attachées aux cheveux, tandis que celles des autres parties du corps sont larges et forment de véritables lamelles. Si on enlève ces lamelles, on voit qu'elles sont humides du côté adhérent et que les points de la peau qu'elles recouvraient suintent. Sous d'autres lamelles, on trouve des bulles aplaties, déchirées ou en pleine évolution. Ailleurs les squames épaisses forment de véritables croûtes, mais elles sont presque partout minces et même demi-transparentes et formées de cellules épithéliales. Les démangeaisons ne sont pas vives, la peau est chaude et humide, car il y a, outre la sérosité des bulles, une sécrétion sudorale notable, l'odeur qu'exhale tout le corps est fade et désagréable. La peau de la figure est moins squameuse que celle des membres, elle est froncée et tire le bord des paupières inférieures en bas et en dehors.

La fièvre est peu intense, elle augmente le soir.

Les autres organes ne présentent rien de particulier. On lui donne 1 cuillerée à soupe de sirop d'iodure de fer, 2 cuillerées de la solution arsenicale et 125 grammes de vin de quinquina.

20 août. Il y a une nouvelle poussée accompagnée de fièvre. — Traitement *ut supra*. Saupoudrer le corps avec poudre de quinquina et d'amidon.

Le 26. Même état, même traitement.

10 octobre. La peau est un peu desséchée, seulement la malade se plaint un peu de démangeaisons.

5 novembre. Des squames tombent en abondance. On en trouve tous les jours dans le lit de la malade.

Le 25. Nouvelle poussée.

2 décembre. La malade a la diarrhée (quatre ou cinq selles par jour).

Le 6. Nouvelle poussée à la tête. La malade s'étonne de la rapidité avec laquelle ses ongles ont poussé en même temps qu'ils ont perdu leur aspect luisant. Sous le bord libre des ongles à la base de la pulpe des doigts, on trouve une couche d'épithélium assez épaisse.

Le 18. A la diarrhée est venue s'ajouter de la bronchite. On suspend l'arsenic et l'on donne du sous-nitrate de bismuth et une potion de kermès.

Le 25. La bronchite et la diarrhée ont diminué en même temps que l'on constate de l'amélioration du côté des téguments.

7 janvier 1868. Nouvelle poussée, mais moins forte que les précédentes. La diarrhée et la bronchite ont disparu.

Le 15. La peau est un peu sèche; des squames abondantes se sont formées; mais la malade a eu une poussée interne : diarrhée et bronchite.

.Pendant quatre mois (janvier, février, mars et avril), la malade a eu tantôt des poussées sur le corps, tantôt de la diarrhée que nous avons regardée comme symptomatique d'une éruption interne. Ces poussées étaient précédées d'un mouvement fébrile assez fort.

5 mai. La malade a beaucoup maigri, quoiqu'elle mange assez bien, mais l'amélioration n'en est pas moins notable, car les bras et la face sont moins couverts par les squames.

Le 13. Même état. — 4 cuillerées de solution arsenicale.

Le 20. Pas de changement.

Le 23. De nouvelles bulles se sont formées sous les croûtes; il n'y a pas de bronchite, mais il y a de la fièvre et une transpiration abondante. — Limonade tartrique.

5 juin. La fièvre revient tous les soirs; état cachectique.

1ᵉʳ juillet. Pas de fièvre; la peau, un peu sèche, est entièrement couverte de squames. — Même traitement.

3 août. Des bulles aplaties continuent de se former; la malade étouffe par instant.

Le 7. Vive démangeaison; le lit de la malade est plein de croûtes. — Traitement *ut supra*.

Le 11. État général grave; la fièvre n'a jamais été aussi forte. On compte 120 pulsations et l'on trouve au thermomètre 39°. Célestine R... a perdu l'appétit, elle est constipée ; ses urines rouges ne renferment pas d'albuminé ; la transpiration est si abondante que l'on est obligé de changer les draps du lit. Elle est toujours couché sur le dos. Prostration complète, voix cassée, peau chaude, pouls petit et fréquent. La malade ne prend rien. — Cesser le traitement.

Le 15. On voit à différents endroits de la peau un véritable suintement de sang, une hémorrhagie passive se fait dans les narines et dans les yeux. La malade est dans le coma.

Elle meurt le 17 août.

L'autopsie faite devant M. le professeur Hardy a présenté les particularités suivantes :

Cerveau. — Le cerveau coupé par tranches minces n'a rien présenté de particulier.

Poumons. — Les deux poumons, sans trace de tubercules, ont présenté un peu de congestion sur leur face postérieure, congestion due à l'hypostase, la malade étant restée très-longtemps couchée sur le dos, depuis son entrée.

Cœur. — Rien à noter au cœur relativement à ses cavités, orifices et valvules.

Sur sa face extérieure recouverte par le feuillet viscéral du péricarde, on trouve un petit pointillé ecchymotique très-abondant.

Foie. Reins. — Dégénérescence graisseuse. Examinés au microscope par M. le professeur Hardy.

Œsophage. Larynx. Trachée. — N'ont pas pu être examinés convenablement.

Estomac. — Ramollissement cadavérique.

Intestin grêle. — L'intestin minutieusement examiné

après avoir été bien lavé, n'a rien présenté de particulier dans ses 2/3 supérieurs, mais à son 1/3 inférieur, on a vu très-nettement trois plaques ecchymotiques irrégulièrement distribuées à la face interne du canal et à des distances différentes les unes des autres. Ces plaques, comme aspect, ressemblaient à celles qu'on trouve quelquefois dans l'intestin des malades morts d'endocardite ulcéreuse, et elles soulevaient légèrement la muqueuse intestinale.

Lorsqu'on les a coupées, on a trouvé qu'elles étaient formées par du sang semblable à de la gelée de groseille, et que de nombreuses fibrilles de tissu cellulaire s'enchevêtraient au milieu de ce caillot.

A 2 centimètres de la valvule iléo-cœcale, on voit une petite surface large comme une lentille, dont la couleur blanchâtre tranche sur la coloration générale de l'intestin. Est-ce une bulle qui s'est cicatrisée? L'absence d'épithélium en cet endroit et le voisinage (1 centimètre ou 15 millimètres) de deux autres véritables bulles, autorise cette hypothèse.

Les deux autres bulles étaient sur le bord mésentérique de l'intestin grêle à 1 centimètre de la valvule de Bauhin et à 5 millimètres l'une de l'autre.

Visibles à l'œil nu pour quelques-uns, elles ont été vues très-distinctement à la loupe par tous les assistants, et M. Hardy a déclaré que c'était bien là des bulles.

Ces bulles paraissaient formées par le feuillet épithélial de l'intestin qu'un liquide ambré soulevait en forme de demi-sphère.

Gros intestin. — Rien à signaler.

Observation XVII.

Pemphigus foliacié.

Le 11 août 1868, Pierre S... entre à l'hôpital St-Louis, salle Ste-Victoire, n° 30, service de M. Bazin. Il a 71 ans et exerce encore la profession de serrurier. Né à Saint-Germain, il demeure à Paris depuis trois ans. Il s'est marié à l'âge de 25 ans.

Ses parents n'ont pas eu de maladies. Pour lui, il a eu la variole dans son enfance (8 ans). A 39 ans, il prit une fluxion de poitrine qui le retint 40 jours à la chambre et qui eut une convalescence très-longue. Il y a onze ans, un médecin du bureau central l'a soigné pour une affection cutanée tout à fait semblable, dit-il, à celle qu'il porte aujourd'hui. D'après le conseil de son médecin, trois fois par jour, pendant toute la durée de sa maladie, il s'est enduit tout le corps d'un mélange composé de gros vin dans lequel il fit fondre de la chandelle. Comme boisson, il prit de la tisane de douce-amère ; et il fut guéri au bout de trois mois.

En février 1868, Pierre S... perd sa femme, qu'il aimait beaucoup. Cette perte le jeta dans une profonde tristesse. Nous n'hésitons pas à croire que le vif chagrin qu'il éprouva alors ne soit la cause de la maladie qui l'amène aujourd'hui à St-Louis.

A la fin de juin (1868), il se sent courbaturé, ses forces trahissent son courage, il est obligé de cesser son travail, mais il ne garde la chambre qu'un jour. Sans autres prodromes, il ressent le lendemain de vives démangeaisons sur quelques points de la peau et de véritables douleurs sur d'autres. De larges plaques rouges apparaissent, qui sont bientôt le siége d'un soulèvemen épidermique.

Pierre S... nous dit qu'il a détaché des lambeaux et des rubans d'épiderme aussi longs que l'avant-bras. Les pieds se sont enflés et l'éruption s'est généralisée. Cet état a duré pendant tout le mois de juillet et jusqu'à son entrée à l'hôpital, au mois d'août.

Le malade est d'une grande taille ; il paraît affaibli, mais ses forces ont diminué plus par la maladie que par l'âge.

Il y a un peu de chaleur à la peau, mais le pouls ne donne que 60 pulsations. Cette élévation très-sensible de la température est due bien plus à la phlegmasie cutanée qu'à la fièvre. Notre malade tousse un peu, mais cette toux ne le préoccupe pas, il y est habitué, comme presque tous les vieillards. L'appétit est conservé ; il n'y a pas de diarrhée ; l'urine est normale.

Le corps est couvert de lamelles plus ou moins épaisses. Quelques-unes de ces lamelles sont cassées et laissent à découvert des éraillures de la peau.

Le tronc, la face et le cuir chevelu sont couverts de pellicules minces blanchâtres.

La poitrine et le ventre, outre ces pellicules blanchâtres, présentent de nombreuses bulles. Mais ces bulles, disons-le tout de suite, ont des caractères bien différents des bulles du P. bulleux. De plus, on voit de véritables croûtes de P. bulleux. Quelques bulles sont complétement sèches et ont formé, en se rompant, des croûtes de couleur jaunâtre qui rappellent la couleur des croûtes syphilitiques. Les croûtes de ces bulles sont bien distinctes des lamelles blanchâtres du P. foliacé.

Ainsi, nous avons observé sur la poitrine trois croûtes qui atteignaient le volume d'une pièce de deux sous ; il y en a une sur le ventre qui est aussi grosse qu'une pièce de cinq francs en argent. On en voit encore trois autres sur le dos et deux sur les fesses. D'autres, dont les croûtes sont tombées, ont laissé des excoriations comme on en voit dans le P. bulleux.

Des lamelles épidermiques plus épaisses que celles que l'on voit sur les bras recouvrent les mains du malade et les doigts jusqu'aux ongles. Le derme sous-unguéal est tellement épais que le malade paraît avoir un eczéma des ongles. P. S... ne peut pas ouvrir les mains, tellement la peau des faces palmaires est roide et rétractée.

Le doigt annulaire de la main droite est contracturé depuis un accident qui a coupé son tendon extenseur.

Les pieds sont un peu enflés, leur face plantaire est fendillée, recouverte de squames très-épaisses. Les ongles des orteils ont le même aspect que ceux des doigts.

L'éruption occupe tout le corps et n'a pas épargné le conduit auditif droit et gauche, pas plus que la face et le cuir chevelu.

Le malade se plaint de démangeaisons.

Pendant les premiers jours, on crut avoir affaire à un eczéma généralisé et l'on donna des bains d'amidon.

M. Hardy, suppléant M. Bazin, est appelé à voir ce malade. Admettant un P. foliacé, il conseille le traitement suivant : vin de quinquina, une cuillerée à soupe de solution arsenicale, saupoudrer tout le corps avec de la poudre d'amidon, supprimer les bains.

31 août. Une ulcération qui n'avait pas d'abord attiré notre attention nous apparaît à l'angle externe de l'œil gauche. Le malade s'en est aperçu depuis deux ans. Nous croyons que c'est un cancroïde.

2 septembre. M. Bazin, reprenant son service, ne partage pas l'opinion de M. Hardy sur la maladie qui fait le sujet de notre observation. Pour lui, P. S... a une herpétide exfoliatrice. On lui donnera tous les jours de la tisane de chicorée, du vin de quinquina, et des bains alcalins tous les deux jours. On badigeonnera les excoriations avec une solution au millième d'acide phénique.

Le 5. Soulagement apparent. Les bains ont fait tomber les croûtes; mais les yeux sont rouges et un peu douloureux ; les paupières, renversées en dehors, sont rouges sur leurs bords. La démangeaison a augmenté, la peau est sèche. L'urine ne m'a présenté aucune particularité digne d'être notée. Pas de diarrhée. De dure qu'elle était, la peau de la paume des mains et de la plante des pieds est devenue souple. L'ulcère cancroïdal n'est pas modifié.

Le 14. Etat général meilleur; pas de nouvelles poussées; la peau couverte de pellicules est moins rouge qu'immédiatement après la chute des croûtes. Pierre S... est moins triste.

Deux cuillerées à bouche de solution arsenicale (arséniate de soude, 1 gramme ; eau, 5 litres et demi); lotions avec la solution phéniquée sur les parties excoriées, frictions avec glycérine sur les bras, la paume des mains, la plante des pieds, pour ramollir l'épiderme induré.

Le 22. Le malade va beaucoup mieux. Plus de croûtes imbriquées. La glycérine a assoupli la peau. Les yeux sont moins rouges à part l'ulcération de l'angle externe de l'œil gauche. Cette hyperémie ne peut-elle pas être due à une espèce de P. foliacé de la conjonctive? L'absence de squame n'ôte rien de sa valeur à notre hypothèse, car nous avons trouvé deux bulles, et l'on comprend aisément que des croûtes ne peuvent pas se former sur des surfaces toujours lubréfiées par les larmes ou le mucus.

Examinée d'un peu près, la conjonctive est couverte par place d'une couche crémeuse. Le sulfate de zinc n'a pas enrayé la maladie des yeux.

Pour nous pas de doute possible, Pierre S... outre son P. généralisé a un P. de la conjonctive (voy. Pemph. de la conjonctive).

Le 27. Amélioration; pas de poussées nouvelles. On a frictionné les pieds avec de l'huile d'amandes douces et on les a soigneusement enveloppés pour adoucir la peau et empêcher l'inflammation.

Le 30. Le malade a eu de la fièvre. · Supprimer les bains.

2 octobre. Depuis que le malade ne prend plus de bains, tout le corps est couvert de croûtes, excepté les pieds et les mains que l'on continue d'envelopper. La rougeur des yeux persiste, l'ulcère cancroïdal gagne d'étendue.

Le 9. Les yeux sont moins rouges, mais on trouve dans le cul-de-sac oculo-palpébral une quantité assez considérable d'épiderme mêlé à des larmes et qui couvre une érosion. La blépharite ciliaire persiste; tous les cils des paupières inférieures sont tombés. Le cancroïde s'étend à la peau en détruisant l'angle externe de l'œil.

Nouvelle poussée; les bulles peu apparentes sont rompues. Tout le corps est couvert d'une quantité considérable de squames minces comme du papier, qui forment une couche épaisse dans le lit.

L'état général est mauvais, Pierre S... a perdu l'appétit, il est faible, il tremble, sa voix est un peu rauque, une bronchite s'est déclarée. Cesser la solution arsenicale et donner une potion de kermès.

Le 15. L'amaigrissement et la faiblesse continuent, la voix devient de plus en plus rauque. Diarrhée. L'œil droit, à part l'ectropion, est presque guéri. L'œil gauche est rouge; on y voit sur la conjonctive deux bulles et une couche assez épaisse de mucus mêlé à beaucoup d'épithélium et de larmes. Nouvelle poussée.

Sous-nitrate de bismuth, vin de quinquina; collyre au sulfate de zinc.

Le 19. La bronchite et la diarrhée ont diminué ; mais la peau est toujours dans le même état. Sur le tronc on reconnaît, plus ou moins distantes les unes des autres, six grosses bulles qui se sont déchirées et ont formé des croûtes assez épaisses bien distinctes des squames du pemphygus foliacé. Pour nous ces croûtes appartiennent à une poussée de P. bulleux.

La conjonctive gauche est toujours affectée de pemphigus, mais la cornée est intacte, malgré la durée déjà longue de la maladie, et malgré le contact du pus provenant de l'ulcération cancroïde.

Le 23. Pierre S... va très-mal, ses yeux sont fermés et ses traits expriment la souffrance. Toujours dans le décubitus dorsal; il a du délire et de l'agitation. On est obligé de lui mettre la camisole. C'est surtout le soir que survient le délire.

L'œil gauche est devenu plus rouge, il se forme une ecchymose autour de la cornée qui est elle-même ramollie et ulcérée.

L'œil droit est atteint lui aussi d'un P. conjonctival (nouvelle récidive).

L'œil est rouge, sans photophobie. On voit de petites vésicules sur la conjonctive quand on renverse la paupière. Sur d'autres points on voit des érosions couvertes d'une matière un peu pâteuse, blanchâtre ou jaunâtre ; mais la cornée de cet œil est intacte.

M. Hardy, suppléant de nouveau M. Bazin, attribue le délire à la privation d'alcool que la malade a endurée depuis son entrée à l'hôpital, et il ordonne de l'opium et du vin.

L'amaigrissement continue.

4 novembre. La peau est devenue très-sèche, et couverte comme par des écailles de poisson. On voit quelques gerçures au fond desquelles s'observe un suintement sanguin. Le délire a cessé sous l'influence de l'opium et des alcooliques restitués.

La bronchite s'aggrave, les crachats sont sanguinolents. L'œil gauche est profondément altéré (voy. P. de la conjonctive).

6 décembre. Aggravation générale. Mort prochaine.

OBSERVATION XVIII.

Pemphigus foliacié.

(Observation communiquée par M. Rattery, interne du service de M. Lailler.)

Le nommé Bourbonneau (Joseph), âgé de 44 ans, maçon, demeurant à Paris, né dans le département de

Seine-et-Oise, entré le 21 juillet 1868 à l'hôpital Saint-Louis ; dans le service de M. Lailler, salle St-Louis, n° 38.

Antécédents. — Son père, âgé de 60 ans, est bien portant. Sa mère est morte à 50 ans d'une pleurésie. Il a plusieurs frères et sœurs qui jouissent d'une bonne santé ; une sœur est morte à 40 ans, asthmatique. Le malade a toujours joui d'une bonne santé. Il se rappelle seulement avoir eu beaucoup de tumeurs (gourmes) dans la tête et quelques glandes au cou ; il n'a jamais eu, dit-il, de rhumatisme articulaire, il dit seulement avoir éprouvé l'année dernière quelques douleurs vagues dans les reins ; il boit environ un litre de vin par jour, sans faire d'excès de boisson.

Jusque dans ces derniers temps, il n'avait jamais eu d'éruption cutanée. Il n'a pas eu, dit-il, ni chaude-pisse ni chancre. Mais il y a environ deux mois et demi, après un coït suspect, il s'aperçut de la présence sur le gland d'une pustule bientôt suivie d'une ulcération de la largeur d'une pièce de 50 centimes. A cette époque, sur le conseil d'un pharmacien, il a pris des pilules dont il ne peut indiquer la nature. On lui a cautérisé à plusieurs reprises cette ulcération. Depuis huit jours il est survenu un gonflement notable avec œdème au prépuce et phimosis. De l'ouverture du prépuce, s'écoule un liquide purulent assez abondant ; à travers la peau, on sent une induration manifeste. On trouve un chapelet ganglionnaire dans les aines surtout à gauche.

Il y a dix jours environ, sans cause connue, le malade vit apparaître sur les mains et sur les jambes des plaques rouges érythémateuses accompagnées d'un prurit extrêmement incommode, prurit qui persiste encore aujourd'hui.

Cette éruption s'est promptement étendue à toute la surface cutanée, sur les mains et au dos; il y a des plaques rouges circulaires sur le ventre. Par place, se trouvent de petites vésicules pleines d'un liquide lactescent; sur d'autres points, l'épiderme est soulevé dans une plus grande étendue, ailleurs existent de véritables pustules.

A la face et au cou, on trouve une desquamation se faisant par petites squames circulaires, peu épaisses, mais très-abondantes, donnant à la peau une coloration blanchâtre comme si elle avait été saupoudrée avec une poudre blanche. Si on examine de plus près ces squames, elles paraissent répondre chacune à une bulle crevée.

Aux doigts il existe des crevasses, qui paraissent pour la plupart dues à la profession du malade. Sur d'autres points, notamment au niveau du coude droit, se trouvent des croûtes jaunâtres. Enfin, les mains et les pieds sont le siége d'un œdème considérable.

Les urines contiennent une quantité notable d'albumine, l'état général est bon.

Traitement. — Bains, poudre de lycopode, repos absolu au lit.

26 juillet. Poussée plus intense, desquamation plus abondante, lamelles épidermiques plus grandes qu'au début.

Le cœur examiné pour la première fois, on trouve au premier temps un bruit de souffle, paraissant avoir son maximum vers la base.

Prescriptions. Deux verres d'eau de Sedlitz tous les matins, onguent d'althæa, bain d'amidon.

A partir de cette époque, l'état général, qui était bon au début, devient plus mauvais de jour en jour.

Le 5 août, X... a notablement maigri ; ses forces n'ont pas cessé de diminuer. Les squames, de plus en plus nombreuses et de plus en plus larges, prennent une coloration grisâtre qui tranche avec la couleur des draps. A la paume des mains et à la plante des pieds, quelques-unes atteignent une largeur considérable (3 à 4 centimètres). Sur d'autres points on voit des surfaces rouges, siége d'un suintement fétide ; aux aines notamment existent des ulcérations peu profondes, mais n'en produisant pas moins un suintement abondant.

L'éruption, qui avait diminué pendant quelques jours, augmente de nouveau.

12 août. La desquamation est encore plus abondante ; une diarrhée très-intense est survenue. Le diascordium et les lavements laudanisés ne peuvent l'arrêter ; en même temps surviennent des vomissements ; à peine si le malade peut prendre quelques cuillerées de vin ou de bouillon.

Le pouls est petit, déprimé, sans être très-fréquent. Le malade meurt le 29 août, dans un état de marasme complet ; l'intelligence reste intacte jusqu'à la fin ; à peine si, pendant les derniers jours, un peu de subdélirium s'est manifesté.

A l'autopsie, qui ne peut être faite que d'une manière incomplète, on trouve une insuffisance de l'orifice aortique. Rien de spécial à noter dans les poumons. Rougeur et congestion de la muqueuse du gros intestin et de la fin de l'iléon, avec quelques plaques ecchymotiques. Rien à noter du côté des reins, si ce n'est un peu d'hyperémie.

TABLE ANALYTIQUE

P., *signe abréviatique* de Pemphigus.

www.ingramcontent.com/pod-product-compliance
Ingram Content Group UK Ltd.
Pitfield, Milton Keynes, MK11 3LW, UK
UKHW020845120726
13693UKWH00002B/826